中国康复医学会　　中国学生营养与健康促进会

关爱儿童康复科普丛书

主审：田 伟　总策划：郑鹏远　总主编：汤有才　李 哲

儿童扁平足
早期识别与康复指导

名誉主编　张 明　本册主编　解 益　马宗浩

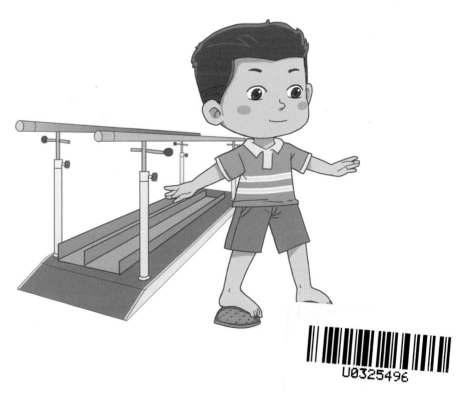

U0325496

郑州大学出版社

图书在版编目(CIP)数据

儿童扁平足早期识别与康复指导 / 解益，马宗浩主编. — 郑州：
郑州大学出版社，2023.9

（关爱儿童康复科普丛书 / 汤有才，李哲总主编）

ISBN 978-7-5645-3441-7

Ⅰ.①儿…　Ⅱ.①解…②马…　Ⅲ.①儿童 – 平足 – 诊疗

Ⅳ.①R726.826

中国国家版本馆 CIP 数据核字（2023）第 139263 号

儿童扁平足早期识别与康复指导

ERTONG BIANPINGZU ZAOQI SHIBIE YU KANGFU ZHIDAO

策划编辑	陈文静		封面设计	苏永生
责任编辑	吕笑娟		版式设计	苏永生
责任校对	张　楠		责任监制	李瑞卿

出版发行	郑州大学出版社		地　　址	郑州市大学路 40 号（450052）
出 版 人	孙保营		网　　址	http://www.zzup.cn
经　销	全国新华书店		发行电话	0371-66966070
印　　刷	河南文华印务有限公司			
开　　本	710 mm×1 010 mm　1 / 16			
印　　张	7		字　　数	116 千字
版　　次	2023 年 9 月第 1 版		印　　次	2023 年 9 月第 1 次印刷

书　　号	ISBN 978-7-5645-3441-7	定　　价	50.00 元

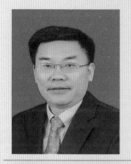

汤有才,医学博士,教授、主任医师,博士研究生导师。郑州大学第五附属医院副院长、郑州大学康复医学系副主任、郑州大学康复医院院长。中国康复医学会医康融合工作委员会副主任委员、中国康复医学会营养与康复专业委员会副主任委员;享受河南省政府特殊津贴。《中华健康管理学杂志》及《中国微生态学杂志》编委,*J Nutr* 和 *Mol Med* 等 20 余个国际杂志审稿人。

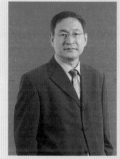

张明,博士,教授,博士研究生导师。香港理工大学生物医学工程学系主任、体育科技研究院院长、生物力学实验室负责人。发表 SCI 期刊论文 309 篇,授权发明专利 5 项,主持国家重点研发计划、国家自然科学基金重点项目等科研项目 57 项。担任 *Medicine in Novel Technology and Devices* 等 4 本杂志副主编。

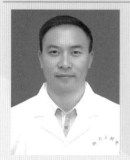

解益,博士,郑州大学第五附属医院康复医院康复工程科主任、河南省康复医学工程研究中心执行负责人,河南省脊柱侧弯康复诊疗中心执行负责人。中国康复医学会康复辅具应用专业委员会科普委员会主任委员、白求恩精神研究会康复医学分会副会长。发表论文 30 余篇,发明专利 2 项、新型实用专利 5 项,主持和参与省级课题 5 项、参与国家自然科学基金项目 2 项。

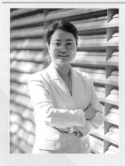

马宗浩,博士,康复治疗师,博士研究生导师。香港理工大学生物医学工程学系助理教授。发表 SCI 期刊论文 28 篇,主编或参编图书 3 部,主持香港研究资助局杰出青年学者计划基金项目 1 项、校级科研基金项目 2 项、校级教学改革项目 2 项。*Age and Ageing* 等 25 家 SCI 期刊审稿人。

作者名单

名誉主编　张　明

主　　编　解　益　马宗浩

副主编　李　竞　江　泽

编　　委　（按姓氏笔画排序）

　　　　　田　红　李泳聪　杨作辉　宋　帅

　　　　　南孟村

前言

生活中,您有没有发现身边的孩子出现以下情况:

1. 脚内侧好像有一块骨头突起来了。

2. 走路姿势不对,看上去走路有点内"八"字或外"八"字。

3. 走路稍微多一点儿就会感到足底疼痛,不愿意运动或走路,或者走路走不快。

4. 走路时整个足底都贴在地面上,有些像鸭掌。

5. 光脚走路时,能听到"啪啪"的响声。

6. 鞋跟内侧容易磨损。

如果您身边的孩子出现了上述情况,那您可要注意了,孩子很有可能是扁平足。扁平足是指先天性或获得性足弓低平或消失、后足外翻等一系列畸形,伴随或不伴随疼痛等症状的一类疾病。我国青少年扁平足的发生率为 25% ~49% ,运动员中扁平足的发生率为 11.7% ~39.5% 。

幼儿的足弓发育与年龄相关。70% 的 0~3 岁的婴幼儿的足部骨骼为软骨,足底脂肪堆积较多,导致足纵弓的形态无法呈现,因此该阶段的幼儿几乎均为扁平足。3~6 岁的幼儿足部骨骼逐步骨化,足底脂肪逐步消退。6 岁以后若还未形成正常足弓,可到专业的医疗机构进行咨询。

儿童扁平足早期可能会出现弹跳、负重能力减弱。发展到后期可能会伴随拇外翻(俗称"大脚骨")、跖筋膜炎、跟腱炎、膝关节炎、骨盆前倾、腰椎前凸等,治疗难度较大。因此,扁平足的早期发现和早期干预至关重要。为了让更多的家长了解扁平足的症状与危害,我们聚集了专业的康复治疗师、康复医师和足踝外科医师组成专家撰写团队,希望能够以真实的病例描述与分析、检查方法及康复方法介绍,帮助大家了解扁平足并及时准确地获得各类康复资源。

本书共分为 3 个部分,包括病例篇(4 个病例)、检查篇(病史检查、体格检查、影像学检查和其他检查)以及治疗与康复篇(手法治疗、运动治疗、物理因子治疗、生物力学矫正器治疗、生活习惯、营养和手术治疗)。病例篇均为真实的病例,包含了相关的知识点以及深入浅出的病例分析。检查篇全面系统地介绍了扁平足的相关检查方法,有助于您了解扁平足的评定标准。治疗与康复篇结合了扁平足的特点介绍了一些主要的扁平足康复治疗方法,以便您对扁平足儿童进行健康指导。

尽管本书在编写过程中已借鉴了权威书籍,但疏漏与不足之处在所难免,敬请各位读者斧正,谢谢。

编者
2023 年 9 月

目录

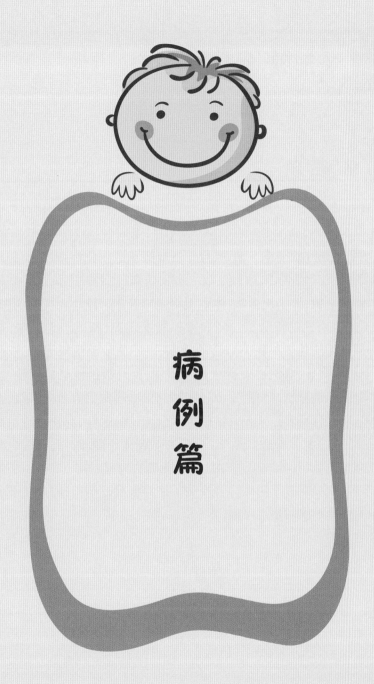

病例篇

一 X 形腿

（一）病例呈现

患者冉某某，女性，14 岁，汉族。1 年前，患者无明显诱因出现双膝关节疼痛，走路时疼痛加重，无双下肢麻木、无力，无低热、盗汗等症状。1 周前，剧烈运动后上述症状加重。站立、行走后双膝关节内侧疼痛加重，伴双下肢无力，下蹲受限，严重影响日常生活。自发病来，患者神志清，精神一般，饮食一般，睡眠一般，大小便正常，体重无明显减轻。家族中无类似病患者，否认两系三代家族性遗传病史。经专科检查发现：双膝关节无肿胀，皮温正常，局部颜色无变化。双膝关节活动受限，以屈曲活动受限为著，双膝关节髌骨下方压痛明显，双侧髌骨研磨试验阳性，半月板挤压试验阳性，侧方应力试验阴性，双侧抽屉试验阴性，双膝伸展肌群、屈曲肌群肌力 4 级，余肢体肌力正常，双侧膝反射正常。骨盆挤压及分离试验阴性，双侧直腿抬高试验阴性，双侧"4"字试验阳性。站立位，双侧下肢膝外翻，跟骨外翻，内侧足弓下降，双侧霍夫曼（Hoffmann）征阴性，双侧巴宾斯基（Babinski）征阴性。双下肢无水肿，脑膜刺激征阴性。右膝关节磁共振检查结果：右膝关节少量积液；提示右膝髌下脂肪垫炎可能。

诊断：膝关节病。

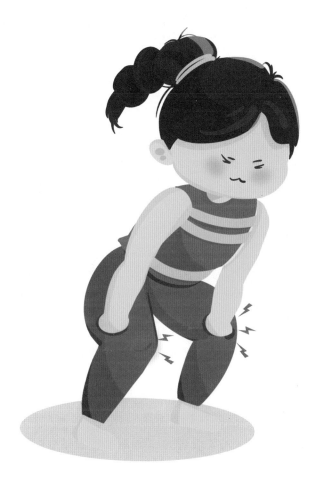

（二）知识点

1. 扁平足为什么常伴随膝关节病?

扁平足导致的膝关节疼痛主要可以从两个方面进行分析。

一方面,由于没有足够的静态及动态支撑致使足弓逐渐消失,因而失去对压力的缓冲能力,内部器官难免会受到直接的冲击影响。膝关节等易产生疼痛以及疲劳。

另一方面,扁平足会引发整体的下肢力线异常,造成膝关节内侧副韧带拉长,髂胫束、臀肌以及梨状肌收紧,引起股骨向外旋转作为代偿,引起膝关节内侧疼痛。

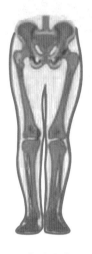　　　　　　　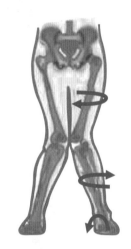

正常膝关节　　　　　　　　扁平足儿童伴随膝外翻(X形腿)

2. 什么是膝外翻?

　　膝外翻俗称X形腿。主要表现为双侧下肢自然站立时,两侧的膝关节可以并拢,但是,两侧踝关节却无法靠拢。大部分的儿童在2～8岁会有一定程度的膝外翻,其中95%的儿童会自行矫正。如果大于8岁的儿童仍然存在膝外翻的情况,则需要到正规、专业的医疗机构进行检查。与同龄人相比,X形腿的儿童行走、跑步较笨拙,容易摔跤,有时候会感觉到足部、小腿或膝关节疼痛。

　　膝外翻常常与扁平足一起出现,如果没有及时进行正确的治疗,儿童在站立、跑步、跳跃时,可能会进一步引起足部骨骼的病变,最终导致膝外翻。膝外翻时,由于膝关节结构发生改变,膝关节内外侧的受力不一,局部受力增加,会引起膝关节疼痛等。

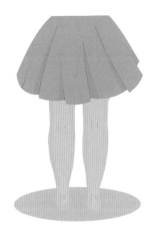

正常儿童

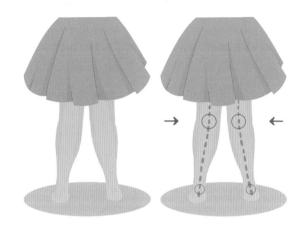

膝外翻儿童

3.膝外翻形成的其他因素包括哪些?

膝外翻的成因可以分为生理性和病理性两大类。

(1)病理性　大量研究表明膝外翻的畸形可以由40多种疾病引起。一般认为,病理性膝外翻与佝偻病、骨骺坏死或骨骺发育异常、继发性骨髓炎等原发疾病有关。也有研究发现,下肢关节损伤后没有及时治疗、钙摄入量低、下肢肌力异常等也会导致膝外翻。

(2)生理性　2～8岁的小朋友一般都会有生理性的膝外翻。随着骨骼发育,膝外翻会逐渐矫正。但是,有时膝外翻会持续存在,不能自行矫正。

(3)其他因素　体重超重、不良姿势、穿鞋不当等都可能会导致膝外翻。

(三)病例分析

患者14岁,女性,出现双膝关节疼痛1年余。专科检查发现,患者双膝关节活动受限,屈曲活动受限,双膝关节髌骨下方压痛明显,双侧髌骨研磨试验阳性,半月板挤压试验阳性,侧方应力试验阴性,双侧抽屉试验阴性,双膝伸展肌群、屈曲肌群肌力4级,其余肢体肌力正常,双侧膝反射正常。骨盆挤压及分离试验阴性,双侧直腿抬高试验阴性,双侧"4"字试验阳性。说明患者可能已经存在膝关节损伤等。患者此时已经大于 8 岁,但是依然存在膝外翻,若不能及时控制,膝关节症状将会进一步恶化。

为了改善患者的症状,我们着重从以下几个方面入手。

(1)物理因子治疗 通过中频、超声波等方式消炎止痛,帮助患者缓解疼痛。

(2)手法治疗 通过手法松解肌肉,改善关节活动度。

(3)肌内效贴与矫形鞋垫 通过肌内效贴重塑足弓,促进肌肉发力,缓解疼痛。通过矫形鞋垫改善下肢肌肉骨骼结构,加速康复进程。

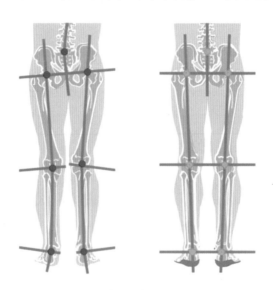

使用鞋垫前后对比

左侧为无鞋垫支撑时下肢的力线,可以看到双侧力线末端向外移动,呈现出膝外翻(即 X 形腿)的外观。右侧为扁平足患者穿上矫形鞋垫(即有了足弓支撑后),改善了双侧下肢的生物力学对线,使其垂直于地面,膝外翻消失。

二 踇外翻

（一）病例呈现

患者苏某某，女性，17 岁，汉族。10 年前，患者无明显诱因出现双足踇外翻畸形，因症状不明显，未予重视及治疗。后踇外翻逐渐加重。2 年前，开始出现行走后左足外侧疼痛，无足趾麻木、活动障碍，为进一步诊治，遂来我院就诊，门诊以"（双侧）先天性（踇）外翻"收治入院。自发病以来，患者精神好，食欲正常，睡眠正常，大小便正常，体重无明显变化。家族中无类似病患者，否认两系三代家族性遗传病史。患者神志清，精神一般，发育正常，营养中等，缓慢步入病房，自主体位，查体合作。专科查体发现：双足踇趾外翻，左足明显。左足踇趾外侧皮肤潮红，局部压痛，踇趾活动受限，未见皮损，局部皮温、血运尚可，余患肢远端感觉、活动、血运可。

诊断：（双侧）先天性（踇）外翻。

（二）知识点

1. 什么是踇外翻？

扁平足患者常出现踇外翻。踇外翻（俗称"大脚骨"）是指足部踇趾偏离中线，向外偏斜位移异常增大引起足趾疼痛和肿胀的疾病，常伴有第一跖趾关节半脱位、踇囊炎和前足横弓降低甚至塌陷等临床表现。X 射线正位片是踇外翻诊断的金标准。踇外翻常用踇外翻角度来衡量，小于16°为正常足，介于16°～30°为轻度踇外翻，大于30°为重度踇外翻。成人中，特别是女性的患病率较高，达33%。

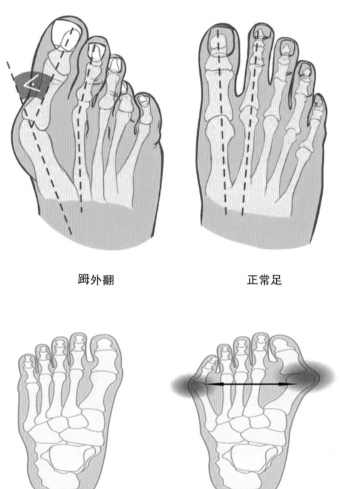

踇外翻	正常足

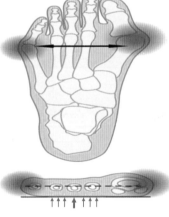

正常足	踇外翻

2. 形成踇外翻的病因有哪些?

(1)遗传因素　在遗传学研究中,踇外翻为常染色体显性遗传病,遗传因素引起的踇外翻发病一般晚于 30 岁,无遗传史的踇外翻则通常在 30 岁之前发病。

（2）足内肌群肌力的作用　用于稳定足部结构的足内肌群功能随年龄增加而减弱,这将加快踇外翻畸形的进展。

（3）第一跖骨头形状　第一跖骨头形状与踇外翻发病及进展相关。跖骨头为圆形以及第一跖趾关节活动度增加、关节稳定性下降,是踇外翻发病的因素;第一跖骨头形状为圆形的踇外翻足的进展(恶化)速度更快。

（4）不良的穿鞋习惯　不良的穿鞋习惯是诱发踇外翻的因素之一。高跟鞋或足跟相对较高的鞋使足底最大压力随身体重心前移,足部踇趾压力增加,足跟抬高增加了踇外翻的风险。有的家长在应用"反穿鞋"的方法治疗儿童足内旋步态("内八字"步态)时,儿童的第一趾或第二趾有时会为了适应鞋形而发生外翻。此外,某些特殊的舞蹈(如弗拉门戈舞蹈)训练过程中,因下肢过度活动,将增加出现踇外翻的可能性。

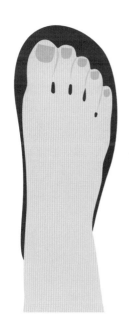 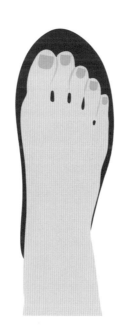 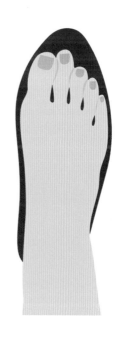

正常足　　　　　　　　　　　　　　　　踇外翻

（5）小腿后侧肌肉肌张力较高　小腿后侧的腓肠肌张力较高会引起关节活动度下降,从而导致儿童在步行过程中足跟提前离地,前足压力被动增加,导致踇外翻畸形加重。

（三）病例分析

病例中患者双足蹈外翻,左足明显,且双侧足弓下降。左足蹈趾外侧皮肤潮红,局部压痛,蹈趾活动受限,未见皮损,局部皮温、血运尚可,余患肢远端感觉、活动、血运可。神经系统检查发现:生理反射存在,病理反射未引出。专科检查发现:该患者的关节活动度、肌力、平衡能力、日常生活活动能力等下降。针对其疼痛、关节活动度、肌力、足部功能等进行了物理因子治疗、康复手法、运动训练等,并为其配备了扁平足矫正性鞋垫,康复效果较好。

三 足副舟骨

（一）病例呈现

患者刘某某，女，9岁，汉族。2个月前，患者扭伤后出现右足关节疼痛，伴活动受限。曾至医院就诊，行X射线检查提示双足组成骨未见明显骨折，关节关系正常，给予消炎、止痛对症处理，症状好转，但仍反复。为行进一步诊治，遂来我院就诊，门诊以"右足副舟骨"收治入院。自发病以来，患者精神尚可，食欲正常，睡眠正常，大小便正常，体重无明显变化。家族中无类似病患者，否认两系三代家族性遗传病史。入院时神志清，精神一般，发育正常，营养中等，缓慢步入病房，自主体位，查体合作。经专科查体发现：右足未见明显肿胀，右足内侧关节间隙压痛。踝关节屈伸功能可。肢端血运、感觉、活动良好。四肢肌力、肌张力正常。生理反射存在，病理反射未引出。X射线片提示双足可见副舟骨，余双足组成骨骨质完整，未见明显异常征象；各关节间隙清晰，对位关系正常。

诊断：右足副舟骨。

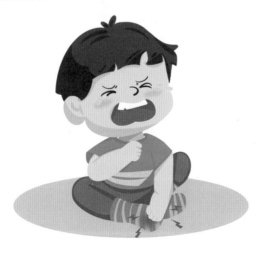

（二）知识点

1. 什么是足副舟骨？

足副舟骨是临床上比较常见的足部畸形，其发病率为2%～21%，且女性发病的年龄比男性早。足副舟骨位于足舟骨内后侧，大多数为双侧对称出现。足副舟骨为继发于足舟骨的第二骨化中心，被认为是一种因常染色体显性遗传而引起的先天性畸形。

部分足副舟骨人群表现为足舟骨结节处局部隆起、疼痛，严重者影响行走，该相关综合征称为足副舟骨疼痛综合征。

针对足副舟骨，X射线片是首选的影像学检查，怀疑有儿童足副舟骨时应常规拍摄足部正侧位片及外侧45°斜位片。足副舟骨常位于足舟骨内侧面的后内侧，故外侧45°斜位片对显现足副舟骨至关重要。除此之外，足内侧斜位片也能完全显现足副舟骨。此外，也可以采用MRI辅助判断疼痛的确切原因，使用超声评估关节软骨退行性变和胫后肌的完整性，并对压痛点进行动态局部定位。

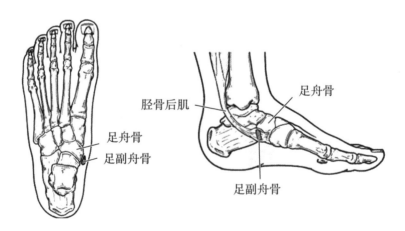

足副舟骨

2.足副舟骨与扁平足之间的关系是怎样?

有研究认为足副舟骨可能造成胫后肌腱牵拉力线改变,减弱胫后肌腱的张力,引起中足的生物力线的改变,导致足弓塌陷,最终导致扁平足的发生。但是,也有学者认为,足副舟骨本身并非导致扁平足的诱因,两种疾病需要进行独立的评估。

3.针对由足副舟骨引起的扁平足,如何选择合适的治疗方法?

对于年龄小、病史短的儿童和原发病例,可以先采用非手术方法进行保守治疗,减轻支持足弓的韧带张力,缓解临床症状,防止向扁平足畸形发展。保守治疗包括物理因子治疗,也可以穿矫形鞋垫、矫形鞋等进行治疗(详细介绍见康复篇)。尽管对于支具是否能永久矫正柔软性平足畸形的争议尚无定论,目前仍建议在治疗初期就开始穿戴矫形支具。虽然抗炎药物治疗效果较明显,但是要尽量避免注射泼尼松龙,因为这有可能加速肌腱收缩功能减退。经非手术疗法仍无效者(3~6个月),可考虑手术治疗。

4.舟骨结节在哪里?

舟骨结节位于纵弓的顶点。

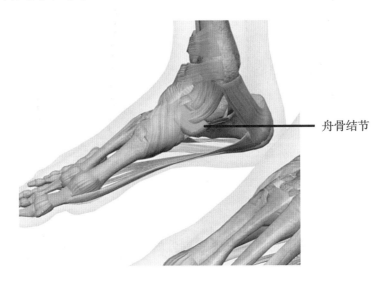

舟骨结节

5. 内侧纵弓在哪里?

足内侧纵弓是由相应排列的骨骼、韧带、肌肉和肌腱构成的弓弦结构。

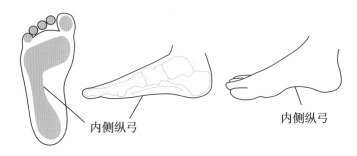

内侧纵弓 内侧纵弓

6. 什么是跟骨外翻?

孩子在站立的时候,取跟骨轴线和跟腱轴线为两条边,以距骨结节的位置为顶点,画出的角即为跟骨外翻角,5°~10°为轻度外翻。

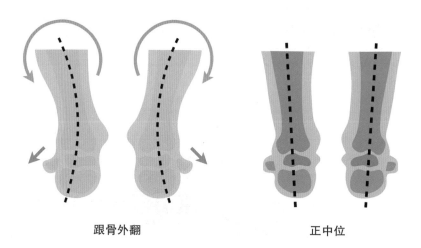

跟骨外翻 正中位

7. 什么是胫后肌腱?

正常的胫后肌腱的止点应包围住舟骨的内侧结节,从而对足弓起到强有力的支撑。

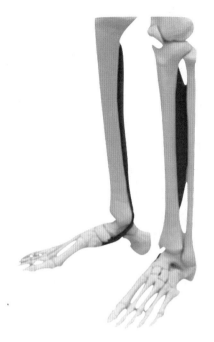

红色部位即为胫后肌腱

（三）病例分析

患者，女，9 岁，扭伤导致右足疼痛 2 个月余。结合体格检查与影像学检查，推断患儿主要是由于足副舟骨引起的扁平足，并且在剧烈运动后引起足部疼痛。

足弓是人类为了适应长期的行走和站立而发展来的，主要分为纵弓和横弓。而正常的足舟骨位于足内侧纵弓的顶点，并不会对胫后肌腱产生影响。但是足副舟骨的出现可能会改变胫骨后肌的止点，使得胫骨后肌不能正常地支撑足内侧纵弓，即不能有效地促进足弓形成，进而导致扁平足的产生，并且可能因为运动量增加，引起足部疼痛、肿胀等症状。除此之外，长期行走，鞋子与足突起处会长时间摩擦，引起炎症反应，可能会进一步加重儿童的疼痛症状。而且假关节的长期存在可能会引发不同程度的炎症和骨坏死。

对于足副舟骨的诊断通常采用影像学评估。采用 X 射线诊断扁平足并评估足副舟骨的分型,采用 MRI 辅助判断疼痛的确切原因,使用超声评估关节软骨退行性改变和胫骨后肌的完整性,并对压痛点进行动态局部定位。

一般采取生物力学矫形鞋垫、功能训练等保守治疗。若保守治疗效果欠佳,可考虑手术治疗。主要的手术治疗方式包括骨性手术、软组织转移修复术和距下关节制动术。

该患者右足未见明显肿胀,右足内侧关节间隙压痛;踝关节屈伸功能正常;肢端血运、感觉、活动良好;四肢肌力、肌张力正常;生理反射存在,病理反射未引出。针对患者的病情,我们首先采取了保守治疗,包括使用矫形鞋垫、运动疗法、康复手法、物理因子治疗。但是保守治疗后效果不明显,于是采取了手术治疗(右足副舟骨切除+胫后肌腱止点重建术)。手术效果较好,术后患者疼痛明显减轻。

四 柔软性扁平足

（一）病例呈现

患者张某某,男性,11 岁,汉族。半年前,患者参加亲子马拉松后出现左足内侧疼痛,次日局部肿胀明显,踝关节及小腿活动、行走、上下楼梯时疼痛加重,跑跳不能。1 周后,症状消失。3 天前,体育课后症状复现,今为求系统治疗来我院,门诊以"踝关节软组织损伤"收住入院。家族中无类似病患者,否认两系三代家族性遗传病史。入院时神志清,精神可,发育正常,营养不良,自主体位,查体合作。经专科查体发现:初始测试无疼痛步态,阶梯试验后出现疼痛步态,左下肢负重欠佳,左踝部局部无红肿,皮温稍高,局部按压疼痛、叩击痛。左踝内外翻、背屈、跖屈活动正常。左侧足踝足弓下陷,跟骨外翻,前足外展。BMI(体重指数)28 kg/m²,超重,全身浅感觉无异常。左下肢肌力 4 级,余肢体肌力正常。X 射线片示:骨骼结构无明显异常。

诊断:柔软性扁平足。

（二）知识点

1. 什么是柔软性扁平足?

柔软性扁平足是指因先天性韧带松弛或足弓塌陷导致的扁平足,在长久站立或行走后出现疼痛症状,在生物力学上显示出距下关节的旋前,在休息位时,足内侧纵弓存在,而在负重位时消失。柔软性扁平足在学龄前和学龄期儿童中的发生率分别为 45% 和 16%。该类型扁平足多因儿童肌肉力量弱、足底脂肪厚引起,大部分的孩子无须进行治疗,随着发育成熟自行痊愈。但部分孩子可能因穿鞋不适、长期站立和负重等原因病情加重,若未及时进行积极治疗,一旦转变为僵硬性扁平足,则治疗难度加大,同时严重影响下肢功能。

柔软性扁平足患儿常出现足部肌肉疲劳或疼痛、平衡能力下降、关节慢性损伤、姿势和步态的异常等。

柔软性扁平足可以通过"踮脚测试"重建足弓。在测试中,让儿童踮起脚尖站立时,可以发现足弓显现,恢复正常。如果踮脚后足弓不能恢复正常,则为僵硬性扁平足。对于无症状的柔软性扁平足儿童,没有明确的研究表明任何干预措施能够在足部的自然发育过程中,使其形态发生转变,因此观察是最好的处理方法。建议有疼痛、行走疲劳等异常症状的儿童到专业的小儿骨科医院或康复医院就诊。有相关症状的患者的治疗方案包括物理治疗、使用矫形鞋垫、矫形器干预等。

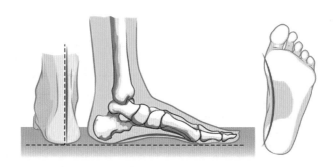

非负重位的柔软性扁平足:内侧纵弓恢复正常

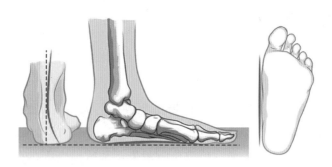

负重位下的柔软性扁平足:内侧纵弓消失

2. 什么是僵硬性扁平足？

扁平足可以分为柔软性扁平足和僵硬性扁平足。僵硬性扁平足患者表现为在负重和非负重状态下，足弓均减低或消失。约1%的儿童受到僵硬性扁平足的影响。僵硬性扁平足常常伴随各种疼痛表现。

（三）病例分析

患者，11岁，运动后足内侧疼痛半年余。半年前，患者参加亲子马拉松后出现左足内侧疼痛，次日局部肿胀明显，踝关节及小腿活动、行走、上下楼梯时疼痛加重，跑跳不能。1周后，症状消失。3天前，体育课后症状复现。根据体格检查、影像学检查结果，认为患者主要是由于扁平足导致的足部疼痛。

一般而言，儿童的扁平足多在负重位下产生，大多数疼痛都是由于长时间地跑、跳这类具有地面冲击力的活动引起的。这类活动需要足部有强韧的韧带提供弹力，去维持足弓的形态。

在对扁平足儿童做体格检查时，应先检查儿童下肢肌肉骨骼的情况，由专业的医生评估是否有可能发展成症状性扁平足。足部的形状是由各关节、肌肉、韧带和肌腱之间多种组织结构相互作用形成的稳定形态。

有疼痛症状的柔软性扁平足首先考虑采用保守治疗方式，如休息、活动调整、冰敷、按摩、使用抗炎药物和积极配合减重等，这些是缓解疼痛的最初干预措施。家庭物理治疗计划包括跟腱拉伸和小腿肌肉加强等。

本病例中，针对患者的病情，我们采取了保守治疗，使用物理因子治疗消炎止痛，使用运动疗法增加肌力，使用矫形鞋垫支撑足弓，患者的疼痛缓解明显。

（李泳聪　宋　帅　李　竞　杨作辉）

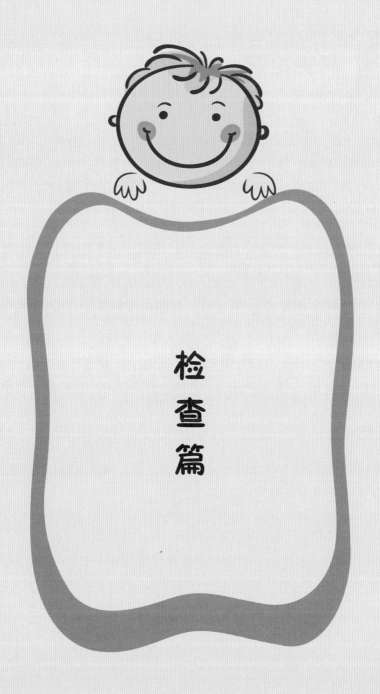

检查篇

一 病史检查

在 3 ~ 6 岁的学龄前儿童中,W 形坐姿、肥胖、男性和年龄较小的儿童患扁平足的风险更高。在 7 ~ 8 岁的儿童中,男性和肥胖被认为是导致扁平足率较高的因素。肥胖也被一些研究证实与年龄较大的儿童持续存在扁平足有关。

1. 年龄

扁平足是 2 岁或更小的儿童的正常足形。然而,存在扁平足的儿童的比例随着年龄的增长而急剧下降。在 10 岁的儿童中有 4% 的人有扁平足,而 18 个月大的儿童中有 97% 的人有扁平足。

2. 性别

男孩(52%)比女孩(36%)更可能出现扁平足。

3. 肥胖

62% 的肥胖者和 51% 的超重者都有扁平足。同时,在正常体重的儿童中,只有 42% 的人存在扁平足。

4. 家族病史

家庭有扁平足病史的儿童成年后更有可能出现持续性的扁平足。

二 体格检查

（一）足姿指数

足姿指数是指观察和评价静态足部姿势和足型分类的系统方法。

足姿指数是从 6 个方面对足部姿势进行分类评价，每一个部分的标准得分为-2、-1、0、+1、+2 分。各个项目中 0 分为正常足，-2 分为重度旋后，+2 分为重度旋前。6 个项目的得分相加，范围为-12 ～ +12 分，0 ～ 5 分为正常足，+6 ～ +9 分为扁平足。+10 分以上为重度扁平足，-1 ～ -4 为高弓足，-5 ～ -12 为重度的高弓足。

检查时，首先嘱咐儿童取站立位，以儿童右侧足为例进行描述。

1.触诊距骨头

触诊距骨头是指在踝关节前侧、内侧和外侧，评估距骨头两侧突出程度。

评估时，受试者取站姿，评估者位于受试者体侧，并与受试者方向一致，拇指与食指置于测试的位置，对距骨头进行评估。

评分标准：-2 分，距骨头外侧可触及，内侧不能触及；-1 分，距骨头外侧可触及，内侧可轻微触及；0 分，距骨头内侧和外侧表现一致；1 分，距骨头内侧可触及，外侧可轻微触及；2 分，距骨头内侧可触及，外侧不能触及。

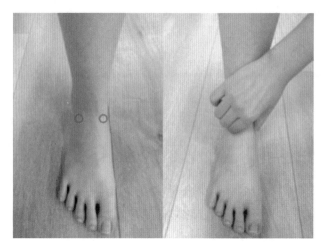

触诊距骨头

2.外踝上下斜率

外踝上下斜率是指以踝关节外侧突出点为分界点,评估外踝上下曲线的弯曲程度。

评分标准:-2分,外踝下曲线呈直线或凸状;-1分,外踝下曲线呈现凹状,比外踝上曲线平浅;0分,外踝上下曲线凹陷程度趋于一致;1分,外踝下曲线比上曲线更凹;2分,外踝下曲线凹陷程度明显大于上曲线。

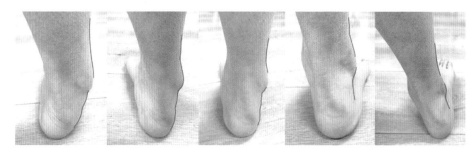

外踝上下斜率

从左到右依次为-2、-1、0、+1、+2分。

3. 跟骨额状面

跟骨额状面是指跟骨在额状面的偏移程度。

评估时,受试者取站姿,评估员位于受试者后侧,正视受试者足踝部位,对跟骨偏转程度进行评估。

评估标准:-2 分,超过5°内翻;-1 分,垂直和5°内翻之间;0 分,垂直;1 分,垂直和5°外翻之间;2 分,超过5°外翻。

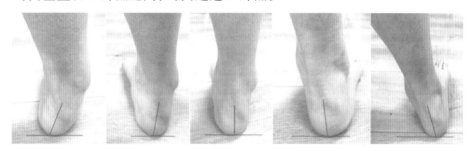

跟骨额状面

从左到右依次为-2、-1、0、+1、+2 分。

4. 距骨关节区域

根据距骨关节区域隆起程度,可以判断前足关节、距骨、跟骨姿势及受力,确定前足姿势。

评估时,受试者取站姿,评估员位于受试者体侧,对距骨关节区域隆起程度进行评估。

评分标准:-2 分,距骨关节区域明显凹陷;-1 分,距骨关节区域凹陷稍小,但是明显凹陷;0 分,距骨关节区域呈平面状;1 分,距骨关节区域轻微凸出;2 分,距骨关节区域明显凸出。

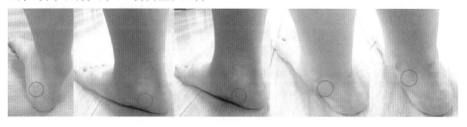

距骨关节区域

从左到右依次为-2、-1、0、+1、+2 分。

5. 内侧纵弓高低和弧度

内侧纵弓高低和弧度是指内侧纵弓高度、弯曲程度和足弓前后偏移程度。评估时,受试者取站姿,评估员位于受试者体侧,对内侧纵弓进行评估。

评分标准:-2 分,足弓过高而尖锐,并向后部偏移;-1 分,足弓中等高度;0 分,足弓高度正常,呈圆弧状,无偏移;1 分,足弓低,中间部位略扁平;2 分,足弓极低,中间部位严重扁平,足弓与地面接触。

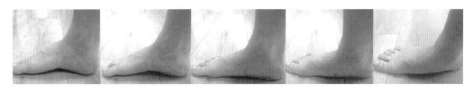

内侧纵弓高低和弧度

从左到右依次为-2、-1、0、+1、+2 分。

6. 足趾可见度

足趾可见度指将足后跟长轴作为基准线,比较基准线内外两侧足趾可见度。评估时,受试者取站姿,评估员位于受试者后侧,正视受试者足踝部位,对足内外差异程度进行评估。

评估标准:-2 分,无外侧足趾可见,内侧足趾明显可见;-1 分,内侧足趾可见度比外侧更大;0 分,内侧和外侧足趾可见度一致;1 分,外侧足趾可见度比内侧更大;2 分,无内侧足趾可见,外侧足趾明显可见。

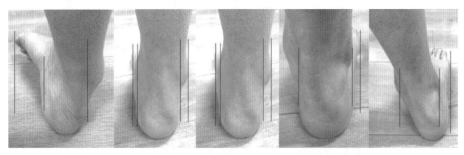

足趾可见度

从左到右依次为-2、-1、0、+1、+2 分。

（二）弓高指数

弓高指数也是一种常见的判断足型的方法。弓高指数 = 足背高度（一般取足部长度的50%）/截断足长（从第一跖骨到跟骨后端的长度）。

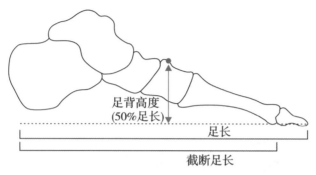

弓高指数

1.儿童坐位时的足型分类标准

①正常足的得分为 0.365 ~ 0.390；②扁平足的得分 ≤0.365；③高弓足的得分 ≥0.390。

2.儿童站立时的足型分类标准

①正常足的得分为 0.345 ~ 0.370；②扁平足的得分 ≤0.345；③高弓足的得分 ≥0.370。

（三）分型

扁平足根据症状和解剖变化分为柔软性扁平足和僵硬性扁平足两大类。

1.柔软性扁平足

常因胫骨后肌力量不足、韧带松弛、肥胖、神经病变、软组织损伤、骨折等原因引起。绝大多数扁平足都是柔软性扁平足，非负重状态下存在正常足弓,负重后足弓消失。也可以通过 Jack 测试检查扁平足是柔软的还是僵硬的。在测试中,患者将大脚趾背伸,看是否出现内侧足弓。如果出现,证明患者是柔软性扁平足,否则,则为僵硬性扁平足。

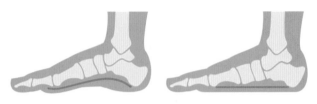

柔软性扁平足

左侧图为非负重状态(坐着、躺着)下的足弓,右侧为站立时的足弓。

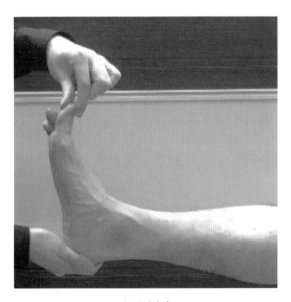

Jack 测试

2. 僵硬性扁平足

由跗骨、舟骨、先天性垂直距骨、关节炎或其他形式的先天性后足病理引起。表现为非负重状态下足弓低平。多由舟骨、跟骨、距骨等联合畸形构成。

（四）症状表现

典型的扁平足症状包括：足底筋膜疼痛、足弓扁平、跟腱炎、韧带不稳或松弛、负重疼痛、快速疲劳和足内侧不稳定。此外，扁平足还会导致下肢各种肌肉骨骼的疼痛，如膝关节疼痛和背部疼痛。

除此之外，针对儿童扁平足患者可以进行触诊，看是否存在局部按压痛。主要方法：儿童处于坐位，双足处于非负重状态，观察内侧足弓发育情况，检查中足、内踝、外踝、胫后肌腱、跗骨窦区局部是否有压痛。

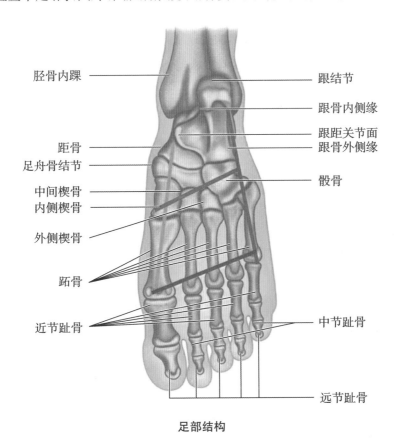

足部结构

（五）运动功能检查

足弓是足部重要的结构组成部分,对整个足踝的运动有着至关重要的作用,它的主要功能表现为:①发挥支撑作用,保持身体的稳定性;②在走路和跑步的过程中保证局部骨骼的旋转;③在不同平面上保持足踝的灵活性;④可提高足踝部的减震能力;⑤加强足部的力量。

1.动作评估

当儿童足弓消失,儿童的运动功能会受到影响,一般可以通过下面几个运动来检查儿童的小腿、踝关节、足的协同运动功能,看儿童在进行这些活动时,是否存在身体晃动(不稳定),以及是否存在身体两侧不对称的活动。

（1）蹲下（双侧踝关节必须匀称地活动）。

（2）用足趾站立（双侧踝关节必须匀称地活动）。

（3）蹲下并在下蹲后弹跳起来。

（4）用足趾站立一次。

（5）用足趾站立,一次只用一只脚支撑。

（6）上下楼梯。

（7）用足趾走路。

（8）直线向前跑。

（9）跑步、曲线跑、急转弯。

（10）跳跃及跳起来后完全蹲下。

2.肌腱评估

一部分扁平足是由于足部内在肌肉较弱或相关韧带过度松弛导致的足弓塌陷。扁平足也与距骨旋前有关。长期形成的扁平足,也会因为过度牵扯足底肌肉和足底筋膜而造成足部疼痛。

（1）小腿三头肌　首先,将双脚置于一斜板上站立,膝关节伸直,屁股及小腹收紧(臀部不往后撅),脚尖抬起,脚后跟触地,如果小腿后侧拉伸感比较明显,说明是腓肠肌和(或)比目鱼肌紧张。然后,膝关节屈曲,此时如果小腿紧张感比较强烈的话,那就是比目鱼肌紧张的原因了。

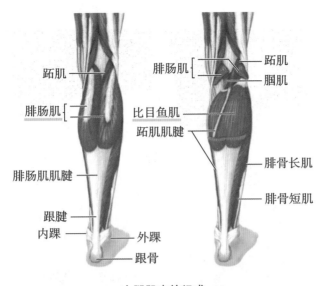

跖肌

腓肠肌

腓肠肌肌腱

跟腱

内踝

外踝

跟骨

腓肠肌

跖肌

腘肌

比目鱼肌

跖肌肌腱

腓骨长肌

腓骨短肌

小腿肌肉的组成

（2）胫骨后肌　胫骨后肌对扁平足的影响很大,胫骨后肌的相关问题可能会导致扁平足的出现。

1）提踵试验:儿童在足趾着地、足跟抬起时,足后跟一般会发生一定程度的内翻。如果足后跟不发生内翻,说明胫骨后肌肌力减弱或紧张,足部缺乏稳定性。胫骨后肌可以在足趾撑地时起到稳定足部的作用。

2）紧张度检查:儿童趴在床上,并使其膝关节屈曲(大腿和小腿之间的夹角减小到90°)时,我们使用一只手把儿童的脚后跟保持在外翻背屈位,用另一只手的食指和中指触摸脚底的第2、3脚趾的根部,同时大拇指触摸足弓处,并按压,体会有无紧张的感觉及患者是否有疼痛,并与另一侧对比。

3）压痛:在儿童坐着的时候,可以沿着下图中的蓝色点(胫骨后肌的走行),从舟骨结节开始(最下方的蓝色小点)从下往上到小腿内侧远端(最上方的蓝色小点)逐步按压,看儿童是否存在压痛。

（3）踝关节周围肌腱的检查　还有一些检查可以很好地帮助我们区分是功能性畸形还是结构性畸形。踝关节的稳定和灵活性需要依靠良好的肌腱和韧带的相对平衡,因此踝关节周围的韧带和肌腱的紧张度与松弛度也是值得我们注意的,主要可以从外踝处的肌腱、内踝处的肌腱及跟腱进行观察。

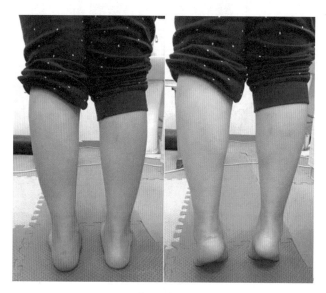

提踵试验

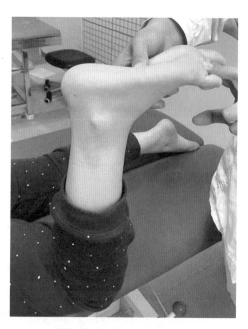

胫骨后肌紧张度的检查方法

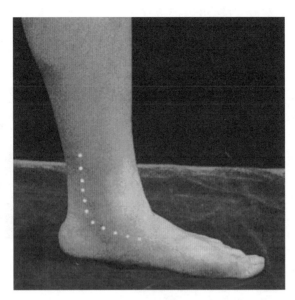

胫骨后肌触诊

1）外踝处肌腱检查：距骨倾斜测试是为了能够更好地观察外踝周围的韧带。儿童平躺，先对健侧进行测试，再对患侧进行测试。分别在踝关节中立位、绷脚、勾脚的时候将足置于内翻位做外翻抵抗，判断是否出现疼痛或者松弛的感觉。

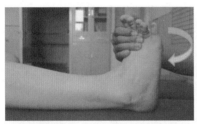
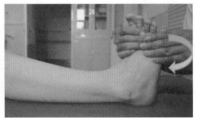
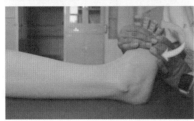

距骨倾斜测试

2）内踝侧肌腱检查：三角韧带检查主要在内踝处，同样为儿童平躺，先做健侧，再做患侧。分别在踝关节中立位、绷脚、勾脚的时候将足置于外翻位做内翻抵抗，判断是否出现疼痛或者松弛的感觉。

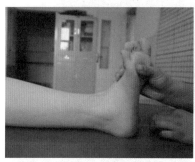
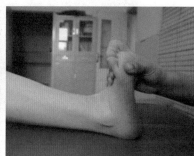
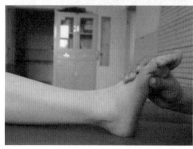

内踝侧肌腱检查

3）跟腱检查：跟腱主要是腓肠肌和比目鱼肌的肌腱的汇合。婴幼儿的跟腱有着很大的活动度和弹性。对于新生儿来说，往头的方向勾脚（背屈）时脚趾很容易碰到小腿前方。但是对于成人，踝关节背屈只能超过中立位20°。如果患者不能很好地到达背屈 20°的位置，说明腓肠肌和（或）比目鱼肌紧张。

相反地，如果踝关节背屈角度增大（>20°），可能意味着跟腱的撕裂，尤其是合并跖屈力量减弱的时候。

4）足底筋膜检查：足底筋膜是支撑足底内侧的厚结缔组织。足底筋膜紧张，是很多扁平足患者经常会出现的足底不适症状，主要表现为足底疼痛，尤其以足跟为主。我们查看时可以让儿童平躺，一只手将儿童的脚趾背屈（脚指头翘起来），比较其足底内侧是否疼痛或紧张。

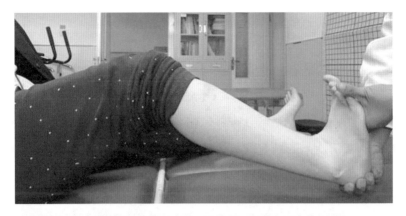

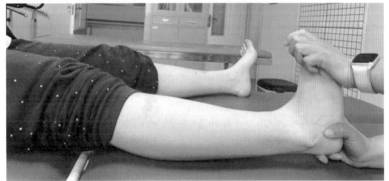

跟腱检查

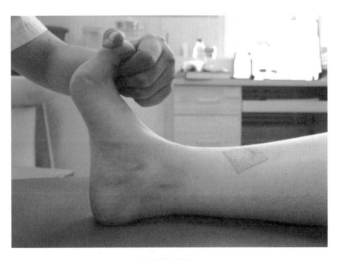

足底筋膜检查

（六）步态

行走是灵长类动物的专属姿势，行走模式或者步态也是一个重要的诊断要素。

在直线前进时，身体关节动作统一协调，使身体重心位置不断转移而达到身体的移动，此为行走的定义。我们每一步都是一个步态周期，虽然这个周期时间很短，仅仅1秒，但其中包含了身体的许多动作。足部对于维持一个良好的步态起着至关重要的作用，是我们诊断行走异常时重要的注意事项。

在步态评估中，儿童被要求在赤脚和穿鞋时进行评估，并且分别用脚后跟、脚尖、脚外侧及脚内侧行走。正常的步态为脚后跟着地—脚外侧—逐步过渡到踇趾。

在脚部蹬地，下肢产生向前行进的力量时，我们应该观察：①双侧下肢跨步的频率与步长是否一致；②对于足部与踝关节的位置，主要观察行走时足部与足踝有无异常，以及异常什么时候会出现；③是否会出现足旋前（足外翻）及足旋后（足内翻）；④踝关节屈伸是否正常；⑤有无出现跛脚的异常。

常见的异常步态表现如下。

1. 踮脚行走

有时候扁平足儿童会出现小腿肌肉短缩。如果小腿的肌肉在功能上短缩，会出现脚后跟抬起，踮脚行走的步态模式，其明显的一个特征是脚后跟着地时出现困难。由于小儿脑瘫所致跟腱挛缩造成的行走模式，大多是这样的特点。

当然，并不是所有的踮脚走路都是因为肌肉短缩造成的，也有一部分是因为错误的动作模式，使运动控制出现异常，或者是由于心理因素及情绪引起的姿势异常。故而，我们在看自己孩子的时候，排除脑部问题后，也要逐一筛查小腿肌肉及情绪状态。

2. 足下垂

走路时，脚尖抬起力量不足，使得脚趾比脚后跟先着地，即为足下垂，主要为小腿前侧的肌肉功能出现异常,或是由于神经控制异常,或是由于小腿前侧肌力不足。在这种状态下,膝关节的控制也会出现变化。

3.鸭步

行走的过程中,重心会随着身体的移动而出现变化,扁平足儿童为了保持平衡,增加稳定性,就会出现行走时的支撑基础面积增加,随即出现"鸭步"的动作模式,即身体左右摇摆,并且走路的时候脚步声较为响亮。总结来说,行走时出现支撑面积过大,可能表明儿童的动态平衡出现异常,建议检查平衡功能。

4.内八字

良好的走路方式是双足平行,就像铁轨上的轮子一样。走路的正确方式是足后跟—足外侧—姆趾。如果出现双脚形成明显的角度,即会出现我们平素看到的"内八字"和"外八字"步态。"内八字"步态为脚趾向内,而"外八字"步态为脚趾向外。

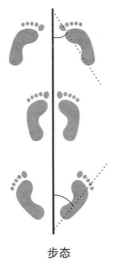

步态

"内八字"步态(上),正常步态(中),"外八字"步态(下)。

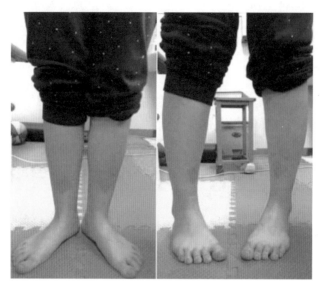

不同的步态特征

左侧为"外八字"步态,右侧为"内八字"步态。

5.懒散步态

由于社会的发展,许多儿童喜欢窝在沙发或床上看手机、玩游戏,户外活动明显减少,经常出现走路时姿势比较懒散,足部经常在地面上摩擦,这主要是由于大腿及小腿肌肉发力不足,自我身体感知力较低造成的。

还有一些儿童在行走的时候,会比较容易出现膝关节碰撞或者踝关节碰在一起的情况,这类儿童容易跌倒,主要是因为下肢的各个关节出现异常,多因髋外展肌无力及内收肌紧张造成。

（田　红　南孟村　李　竞）

三 影像学检查

　　足部有 26 块骨头、10 个主要的外在肌腱、30 多个关节,以及大量的内在肌腱单位和韧带,形成 3 个足弓。这些结构必须在整个生命周期内协同工作,以使脚部能够支撑站立重量、吸收冲击、储存和释放能量,并适应活动期间的负荷变化。

　　足由 3 个相互交叉的足弓构成:外侧纵弓、内侧纵弓和跗骨远端水平处的横向足弓。外侧纵弓(下图红色)是由跟骨、骰骨、第四和第五跖骨组成,具有刚性和支撑体重的功能;内侧纵弓(下图绿色)由跟骨、距骨、足舟骨和楔骨以及内侧的第一、二、三跖骨组成,较高且更灵活,使其能够在形状上呈现动态变化;横弓(下图蓝色)垂直于纵弓,由骰骨,第一、二、三楔骨,第一、二、三、四、五跖骨基底部连接构成。这些足弓是相互关联的,因此其中一个足弓的失效会导致其他足弓的功能障碍。

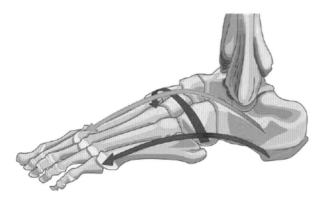

足部结构

　　如果家长们发现儿童存在扁平足的可能,不要恐慌,应该及时接受康复科医生或骨科医生的评估,医生会通过症状和体格检查做出初步的判断,进行相应的影像学检查来明确诊断。

各种检测方法都有各自的优缺点,对于僵直、扁平、疼痛或有其他明显障碍的足部,建议首先行负重位 X 射线片检查,这是测定扁平足的重要的参考标准。然后根据病变特点,在计算机断层扫描(CT)或磁共振成像(MRI)上可以看到联合类型(软组织、骨性、软骨性或混合性)、继发性退行性病变等。当儿童有足部不对称或神经系统疾病时,对脊柱、腿部或大脑进行 MRI 检查是必要的。如果存在软组织损伤,可用超声评估肌肉及肌腱的完整性,并对损伤处进行动态定位。

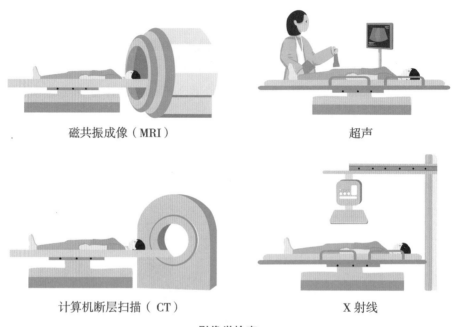

磁共振成像(MRI)　　　　　　　　超声

计算机断层扫描（CT）　　　　　　　X 射线

影像学检查

（一）X 射线

X 射线是基于人体组织之间有密度和厚度的差别的原理,当 X 射线透过人体不同组织结构时,由于被吸收的程度不同,到达荧屏或胶片上的 X 射线量即有差异,形成明暗或黑白对比不同的影像。

X 射线检查因速度快、成本低廉,通常作为诊断扁平足并评估分型的首选影像学检查,其中负重位的 X 射线检查法是评价足部结构及评估关节磨损的重要方法。通过对足部负重位 X 射线片的测量可以对扁平足畸形进行明确的诊断和评估。

1. 扁平足负重正位 X 射线片的测量和评估

（1）距舟覆盖角　距骨最内侧与最外侧两点连线,舟骨关节面最内侧与最外侧两点连线,这两条直线垂线的夹角即为距舟覆盖角。正常人平均角度为 10°～14°,扁平足平均大于等于 22°。

（2）距骨第一跖骨角　在距骨颈随意取两条平行线,其中点的连线与第一跖骨轴线之间的夹角即为距骨第一跖骨角。正常足该角度平均约为 0°,扁平足该角度平均约为 16.5°。

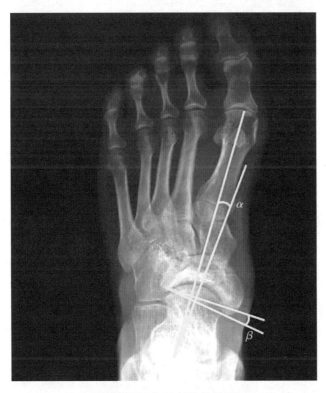

扁平足负重正位 X 射线片的测量

β 为距舟覆盖角,α 为距骨第一跖骨角。

2.扁平足负重侧位X射线片的测量和评估

(1)距骨第一跖骨角 沿着距骨的纵轴画一条线,沿着第一跖骨的纵轴画第二条线,然后来测定第一条线与第二条线的夹角,这个夹角即为距骨第一跖骨角(Meary角)。Meary角可以用于区分扁平足的严重程度。一般而言,正常足的距骨第一跖骨角为$(0\pm4)°$,轻度扁平足的距骨第一跖骨角为$4°\sim15°$,中度扁平足的距骨第一跖骨角为$15°\sim30°$,重度扁平足的距骨第一跖骨角$>30°$。

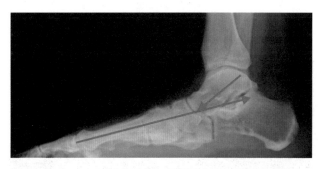

距骨第一跖骨角

(2)内侧纵弓角 从跟骨的最低点到距骨头的最低点画一条直线,再从距骨头的最低点到第一跖骨头最低点画一条直线,然后测量两条直线所构成的夹角,这个夹角即为内侧纵弓角。内侧纵弓角的正常值为$113°\sim130°$,扁平足儿童的内侧纵弓角的角度变大。

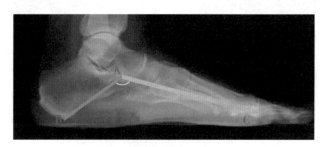

内侧纵弓角

(3)外侧纵弓角 从跟骰关节最低点至第五跖骨头最低点画一直线,向后到跟骨结节下方画另一直线,然后测量两条直线构成的夹角,即为外侧纵弓角。外侧纵弓角的正常值为 130°～150°,扁平足时外侧纵弓角的角度变大。

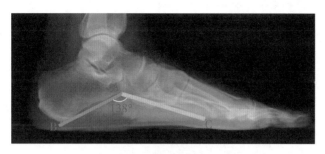

外侧纵弓角

(4)跟骨倾斜角 跟骨下缘连线与水平面之间连线的夹角为跟骨倾斜角(Pitch 角)。足弓正常时 Pitch 角为 20°～30°;足弓升高时,Pitch 角大于 30°;足弓降低时,Pitch 角为 10°～20°。

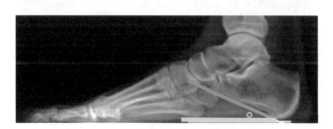

跟骨倾斜角(Pitch 角)

(5)前弓角 从第一跖趾关节最低点到第一跖骨头最低点画一条直线,再从第一跖骨头最低点到跟骨最低点画一条直线,然后测量两条直线所构成的夹角。正常值大于 13°。

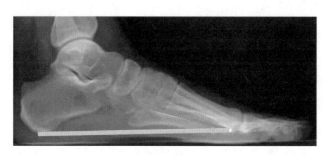

前弓角

（二）CT

CT 是利用精确的 X 射线束、γ 射线等，与灵敏度极高的探测器一同围绕人体的某一部位作精细的断面扫描，具有扫描时间快、图像清晰等特点，是诊断关节炎和评估足骨角度和排列不规则程度的理想选择。

CT 可以通过计算机对骨组织结构和外形进行完整的三维重建，找出扁平足与正常足在骨结构形态学指标上的差异，这对足部骨结构的可视化和对多种联合的评估特别有用，有利于深入研究扁平足形成的原因以及扁平足的形态特征。CT 是诊断跟距骨桥的金标准。

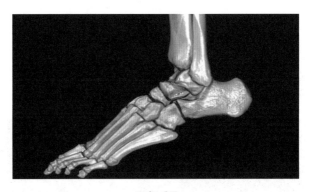

足部 CT

（三）MRI

MRI 是根据在强磁场中放射波和氢核的相互作用、质子在不同化合物中的信号差异，区分不同组织。在骨、关节与软组织病变的诊断方面，MRI 由于具有多于 CT 数倍的成像参数和高度的软组织分辨率，使其对软组织的对比度明显高于 CT，可以提供骨骼和软组织损伤的详细图像，非常适合患有关节炎、肌腱炎或跟腱损伤的人群。在 MRI 上，经常发现与异常关节相邻的骨髓水肿、关节方向异常和关节间隙变窄，有助于描绘关节受累的程度以及继发的退行性变化，对于扁平足的诊断和指导治疗具有极大帮助。且 MRI 无电离辐射损伤，适合儿童、青少年，但因其检查时间长、噪声巨大及检查费用较高等原因，常不作为首选检查方式。

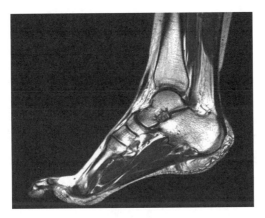

足部磁共振成像

（四）肌骨超声检查

肌骨超声是将超声波发射到人体内,当它在体内遇到界面时会发生反射及折射,并且在人体组织中可能被吸收而衰减。由于人体各种组织的形态与结构是不相同的,因此其反射与折射以及吸收超声波的程度也就不同,通过仪器所反映出的波形、曲线或影像的特征来诊断鉴别。超声波对肌肉和软组织显像良好,可以评估关节软骨退行性变和肌肉的完整性,判断周围是否有积液,肌腱是否肿胀、磨损或撕裂,是否有联合损伤等。由于超声波是实时生成图像,检查操作者可通过动态选择对诊断最有用的部分进行观察并记录,对损伤处进行动态局部定位。

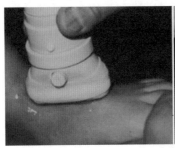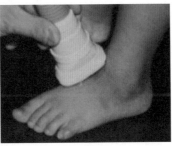

肌骨超声检查

（江　泽　李泳聪）

（一）水印法

儿童家长可以将儿童的双脚打湿,让其踩在准备好的干净的纸上,随后观察受压面积,尤其需要看足印的内侧空间。若足印的内侧空间少于三分之二或者没有空间,可能为扁平足。

或者让儿童处于站立位,从足内侧面方向观察足的内侧是否紧贴地面。若足内侧紧贴地面,则为扁平足。

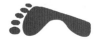 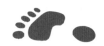

不同足型的表现

左侧为正常的足印,中间为扁平足足印,右侧为高弓足足印。

（二）足底压力检测

家长也可以带儿童到医院进行静态和动态足底压力检测,通过足底压力检测系统判断孩子是否为扁平足。通过动态足底压力检测可以观察儿童在行走过程中局部的受力状态、平衡状态和关节活动状态。通过静态足底压力检测可以检查患者在站立状态的足底压力分布表现、平衡状态和足弓的状态。

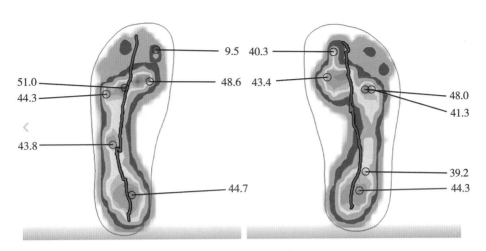

动态足底压力检测（单位：牛顿/平方厘米）

动态足底压力检测是检测人体在动态行走及跑、跳时所受到的地面反作用力。

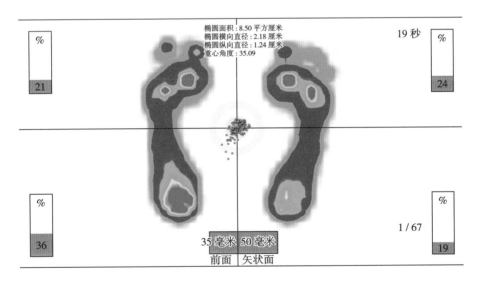

静态足底压力检测

静态足底压力检测是检测足底压力峰值点、前后脚掌压力值等辅助评估足部类型。

（田　红　李　竞）

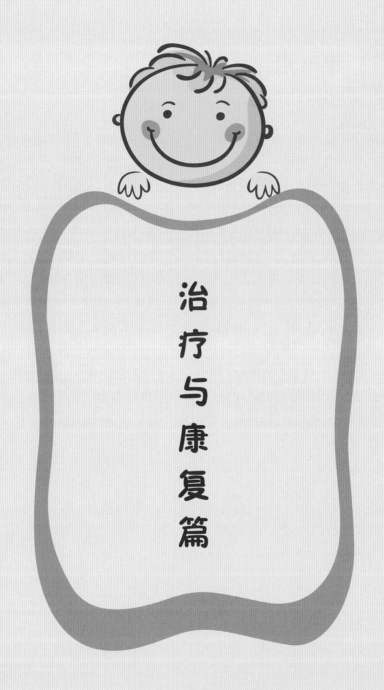

治疗与康复篇

一 手法治疗

　　随着全民健康意识的不断提高,我们对儿童的生长发育越来越重视。儿童成长期的营养供给一直是我们关注的重点。然而,我们对于儿童运动功能和足部发育状态的关注度并不高,甚至会忽略它。在儿童早期发育阶段,良好的运动压力刺激有利于足弓的形成,若足部得不到有效的运动压力刺激,这无疑会增加扁平足的患病风险。大多数扁平足患儿早期无明显不适症状,这使得我们对这一隐匿性的足部发育障碍难以觉察,耽误了最佳的治疗时机。等到儿童足部出现症状(疼痛、骨骼变形等)后,此时的足部结构早已发生了相应改变,治疗难度也会增加。因此,儿童扁平足的早期预防保健和治疗尤为重要。众多国内外临床研究和临床治疗已经证实,对于儿童足部早期发育缺乏应力刺激以及后期扁平足所带来的结构改变和疼痛问题,手法治疗都是极其有效的治疗手段,并可以防止症状进一步加重。

　　手法治疗,也称为徒手治疗,指通过双手将具有治疗效果的压力刺激作用于损伤的组织或部位,起到改善受损部位的结构、降低肌肉张力以及减少疼痛的作用。

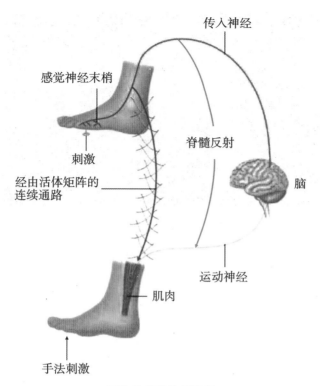

手法治疗的作用表现

手法刺激可以引起足部肌腱和筋膜的相应收缩,从而具有改善足部张力和结构的功能。

（一）作用

手法治疗的作用大致包括减少疼痛、情感促进、改变局部张力、改善结构。

1. 减少疼痛

手法治疗的压力刺激可以对损伤区域内的疼痛产生缓和调节的作用,使感受疼痛的神经细胞活动减弱,从而起到镇痛的作用。

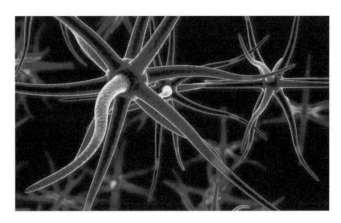

红色为神经细胞所感受到的疼痛信号

2. 情感促进

手的触摸也可以促进儿童和家长进行情感上的交流,引发儿童的某些情感反应。抚摸时的身体接触可以刺激一些情感性的感觉纤维,创造出令人愉悦的治疗感受,从而促进家长和儿童的感情交流并减轻由于心理因素(焦虑、烦躁、抑郁等)导致的疼痛。

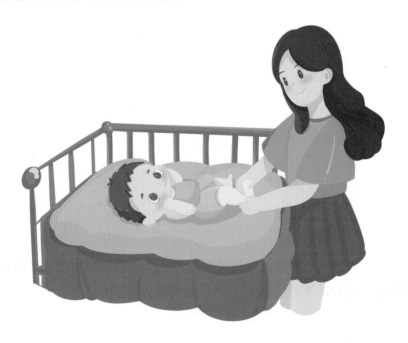

3.改变局部张力

手法治疗还可以通过对表面皮肤的接触牵拉和深层软组织的牵伸来改善患儿的感觉。通过手法治疗所提供的触摸,也可以帮助患儿更准确地发现他(她)们身体疼痛的部位和被触觉刺激的位置。这可以有效降低大脑的焦虑、回避和防御反应,提高身体的感知力,使受损部位的异常张力得到缓解,防止该部位僵硬或疲软无力。

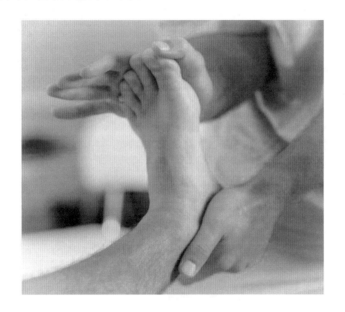

4.改善结构

足部的肌肉和筋膜中含有对感觉刺激敏感的各种感受器,这些感受器可以将足底所受到的压力、温度、振动、剪切力传输给大脑,大脑分析完这些信息后,就会对足底的组织做出相应的生理指令,产生相应的适应性变化。

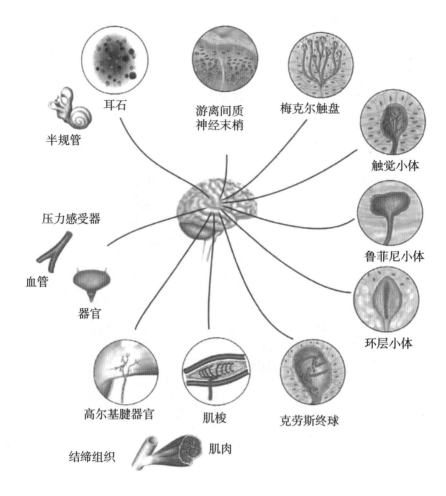

半规管

耳石

游离间质
神经末梢

梅克尔触盘

触觉小体

压力感受器

鲁菲尼小体

血管

器官

环层小体

高尔基腱器官

肌梭

克劳斯终球

结缔组织

肌肉

大脑对信息的处理

（二）操作

　　正常的足一共由 26 块骨头组成，它们通过肌肉和韧带相互连接，形成了我们足部的特有结构。为了使我们的足部更好地承担身体的重力和地面的作用力，以及适应不同的路面，我们的足部进化出了 3 个不同的足弓：外侧纵弓（下图绿色）、内侧纵弓（下图橙色）、横弓（近端横弓为下图红色、远端横弓为下图蓝色）。它们承担着不同的功能。

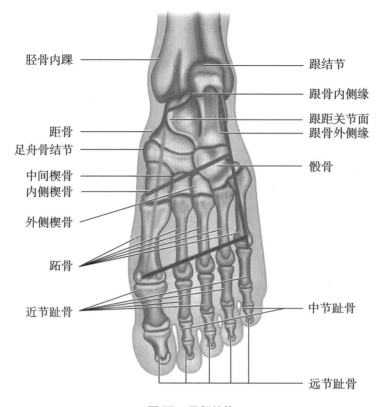

胫骨内踝

距骨

足舟骨结节

中间楔骨

内侧楔骨

外侧楔骨

跖骨

近节趾骨

跟结节

跟骨内侧缘

跟距关节面

跟骨外侧缘

骰骨

中节趾骨

远节趾骨

图 57　足部结构

外侧纵弓(绿色):外侧纵弓由 4 块骨骼组成,包括跟骨、骰骨、第四跖骨和第五跖骨。当我们静止站立时,外侧纵弓负责承担身体的大部分重量。

内侧纵弓(橙色):内侧纵弓由跟骨、距骨、足舟骨、3 块楔骨以及第一、二、三跖骨构成。内侧足弓所形成的圆拱结构较高,具有较大的弹性,主要在运动中承担我们的大部分体重,并起到缓冲震荡的作用,类似于汽车的弹簧减震装置。

近端横弓(红色):近端横弓由 3 块楔骨和骰骨构成。它们由非常坚固的韧带连结,除非是遭受严重的交通事故或高空坠落冲击,一般很难出现塌陷。主要负责足跟部的稳定。

远端横弓(蓝色):远端横弓起于第一跖骨,止于第五跖骨头,围绕在这些跖骨头的韧带很松弛。远端横弓主要用于帮助足底适应不同的路面,同时可以增强内侧纵弓的力量。

通常所说的扁平足一般指足内侧纵弓消失或变低,多是由于足踝部肌肉、肌腱或韧带的功能不全、骨骼结构异常,以致无法维持正常的足弓生理结构,导致足弓塌陷。

因此手法治疗的重点就是对导致足弓塌陷的主要韧带和肌肉进行治疗。

1. 足底筋膜刺激手法

(1)原理　内侧纵弓的形态类似于拱桥,主要是由足底筋膜或足底腱膜维持,它就像弓弦一样去帮助我们撑起足弓,保证我们的脚在大负荷下不被压扁、压散。除此之外,足底长韧带和足底短韧带稳定并紧密连接中足(足舟骨、骰骨、3 块楔骨),加强中足对整个足弓的支撑维持,从而更好地稳定足弓,保持足弓的形态。

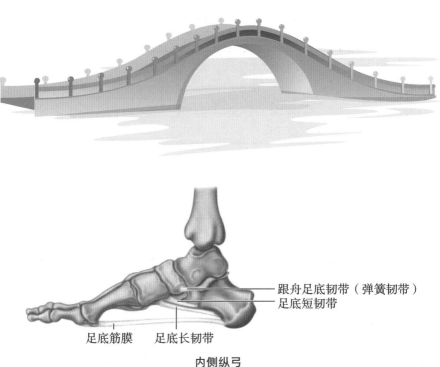

内侧纵弓

因此我们需要去刺激足底筋膜和足底长韧带(由于足底短韧带位置较深,手法很难触及,可以考虑借助超声、冲击波等理疗设备进行治疗),使其保持一定的张力,防止松弛。

（2）操作手法　可以让儿童平躺或趴在床上,把脚放在床的边缘,使足部可以自由背屈(向头侧勾脚)和跖屈(类似踩气球样动作),然后家长用指关节沿着足底筋膜的线条(从足趾往足跟方向)走行进行治疗,通过指节将舒适的治疗压力(压力大小的判断标准为不产生疼痛,仅有微微酸胀感)渗透足底筋膜,然后朝着足跟的方向慢慢推动组织。以此往复4～5次,每日1次。

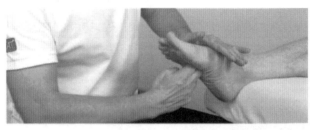

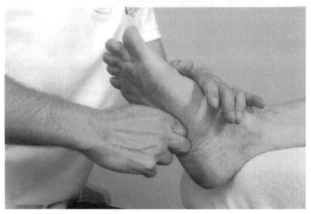

足底筋膜刺激手法

肘、腕和接触点垂直,更容易将压力传递给治疗区域。

2. 跖骨放松手法

（1）原理　远端横弓的韧带较为松弛,因此具有较好的灵活性和延展性,它的功能就是让我们适应不同的路面,因此跖骨与跖骨之间的活动空间非常重要。如果缺少足够的活动空间,肌肉和韧带组织就会堆积在一起变短、变硬,丧失对路面的弹性适应力,整个足弓的承压能力就会下降,长时间步行会导致足底疼痛,产生胼胝(俗称老茧,是皮肤长期受压和摩擦引起的角质层增厚）。同时也会使足部感觉能力下降，不能维持良好的足部结构，进而引起姆外翻和步态异常。

（2）操作手法　让儿童平躺在床上，家长利用大拇指和其他手指，通过上下一同轻轻施压，像是轻轻捏起一块饼干一样，去感受足背面和足底部的每个跖骨的空间是否足够、肌肉是否具备良好的弹性。然后用上方的拇指和下方的食指施加舒适的压力，按压跖骨间的间隙，从远端向近端慢慢进行。一旦感觉手指按到了僵硬点，就在僵硬处停留并继续保持舒适按压，直到该处组织放松变软。感觉足部组织放松之后，持续静态按压，然后让儿童缓慢、小幅度主动屈曲和伸直脚趾。到了下一个治疗区域后，重复此操作，每日1次。

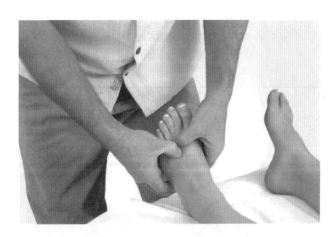

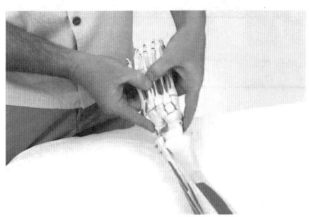

跖骨放松手法

3.足弓活动手法

（1）原理　如果儿童的内侧纵弓和外侧纵弓变得僵硬或者儿童自己不能很好地控制自己的脚去完成一些内旋或外旋的动作,这就说明组成内侧纵弓和外侧纵弓的骨骼之间缺少活动。这样一来,足部就会缺失具有动态稳定性的结构,在跑、跳等活动中,就会缺乏必要的弹力,运动的转化效率就会降低。足部受力和小腿发力不均匀,不能很好地分化由地面产生的反作用力,足部及小腿相关肌群因过度受压和发力变得容易疲劳,韧带长时间处于拉长的状态。这样一来,长时间的肌肉疲劳和韧带损伤就会引起足趾部和脚踝处的疼痛。

（2）操作手法　让儿童平躺在床上,家长双手稳定地握住其内、外侧纵弓,进行上、下两个方向的相对运动,从而放松整个中足和前足的结构。去感受足弓的活动方向,判断哪个方向是受限的。同样的,通过前、后的移动增加足弓的活动范围。来回活动数次,直至感觉到足部组织放松变软。此手法宜在儿童运动后进行,每日 1 次。

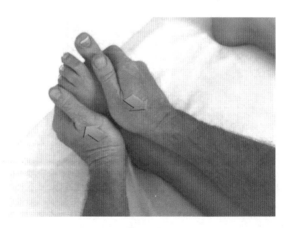

足弓活动手法

4.胫骨前肌和腓骨肌手法

（1）原理　胫骨前肌和腓骨肌就像两条木偶线,共同控制着足部足弓的动态平衡。形象地说,这两条线中的一条如果上提,另一条必然会下坠。因此只有保持它们之间的力量平衡,我们足部的受力才会均匀。胫骨前肌下端附着在内侧楔骨和第一跖骨底(足内侧);腓骨肌经脚踝外侧、足底面,斜行于足内侧面,止于内侧楔骨和第一跖骨底,虽与胫骨前肌同一个止点,但力学方向相反,胫骨前肌向上提拉,而腓骨肌向下牵拉。因此胫骨前肌对内侧纵弓有一个向上牵拉的作用,腓骨肌对内侧纵弓有向下的拉力。当胫骨前肌对内侧纵弓的牵拉力不足时,腓骨肌就会过强,从而将内侧纵弓拉向地面,造成我们的扁平足和外翻足。同理,胫骨前肌过强,就会过度牵拉内侧足弓,造成高弓足和足内翻。

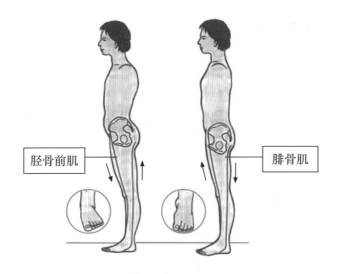

（2）操作手法　胫骨前肌和腓骨肌手法思路:针对内侧纵弓塌陷,我们的治疗思路就是用手法上提内侧肌肉(胫骨前肌),下拉外侧肌肉(腓骨肌)。

1)胫骨前肌手法操作:儿童平躺,家长使用柔软的拳面,紧密接触胫骨前侧的软组织,对这个组织做出上提的动作,帮助把儿童足弓内侧拽上来。然后一直沿着小腿的前面向上进行提拉,直至到达胫骨顶端的下方后结束,大约在胫骨结节的位置。动作缓慢,要感觉足部内侧组织有上提移动的趋向。

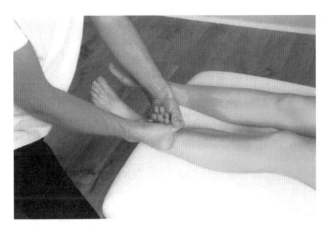

胫骨前肌手法操作

2)腓骨肌手法操作:儿童侧卧,家长使用一只手的指节轻轻按压在腓骨肌上,另一只手在腓骨头处进行固定。按压在腓骨肌的指节沿着腓骨肌的走向,向足踝的方向进行向下推提动作,拉长腓骨肌。动作要缓慢,感受到僵硬的腓骨肌的张力得到释放,变得柔软。

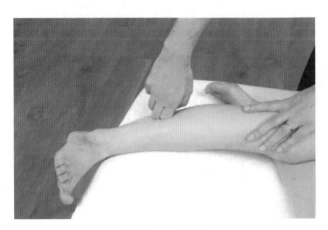

腓骨肌手法操作

5. 腓肠肌手法

（1）原理　腓肠肌位于小腿的表浅部位,在小腿后方,参与跑、跳、下蹲等运动,同时可以调节踝关节稳定以及固定膝关节。一旦踝关节内侧纵弓坍陷,踝关节稳定性下降,腓肠肌就会过度发力去稳定踝关节。由于腓肠肌张力过强,会引起固定膝关节的力量过强,从而导致膝关节活动受限以及产生疼痛。膝关节的功能障碍反过来又会影响踝关节和足弓的功能,形成恶性循环。因此对腓肠肌的张力释放也是我们处理足部问题不可或缺的一部分。

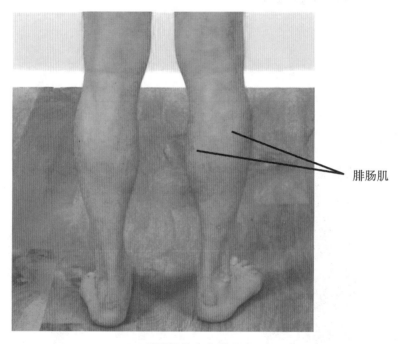

腓肠肌

腓肠肌体表位置示意

（2）操作手法　儿童趴着,家长使用一只或者两只拳头,沿着后侧腓肠肌的走向向下推按。若感觉后侧过于僵硬,家长可在屈膝位支撑住小腿,以放松腓肠肌。然后我们用指节固定住僵硬受限的位置,通过足背伸的动作来放松这些区域,这个姿势下的足背伸可主动完成,也可被动完成。

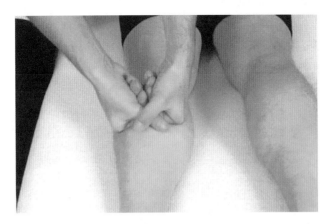

腓肠肌手法操作一

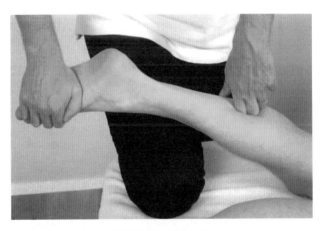

腓肠肌手法操作二

6. 其他肌群的手法

当然,胫骨后肌及髋关节外旋肌力量不足也会造成扁平足的发生,治疗手法较为复杂,建议家长带儿童前往专业医疗机构寻求帮助。我们在触诊时要用心体会组织间的不同,发现儿童肌肉的紧张区域及疼痛区域,做简单处理。对于症状较为严重的患儿或者长期治疗无效的患儿,请立即前往专业的医疗机构进行治疗。

最后,通过这些内容家长可以初步具备观察儿童整体的能力以及明白足部和小腿每个部分是如何相互作用的,但是,更好地理解和掌握也是需要时间和耐心的。家长可以多多操作并感受每种操作的不同和给身体结构所带来的改变。愿大家能从中得到些许收获。

(宋 帅 田 红)

二 运动疗法

根据前面章节,我们了解到扁平足可分为僵硬性扁平足和柔软性扁平足两大类。本节主要针对扁平足进行相关的运动矫正设计。运动矫正的初衷是通过下肢和足底肌肉的训练来提高小腿肌肉的力量,增强韧带的柔韧性,从而达到重塑足弓的目的。

(一)足底放松

①儿童站立或坐在椅子上;②患侧足底放置一个网球或筋膜球;③足底按压网球或筋膜球,缓慢前后滚动,往复 20～30 次为 1 组;④每次做 2～3 组,每天 2～3 次。

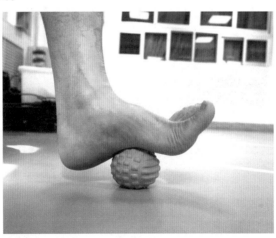

足底放松

(二)足底肌力训练

就如前文所说,足弓就像一座桥,足内的肌肉将桥的两端连接在一起。这些在足内的肌肉可以在足部承重时起到防止足弓变平的关键作用。除了支撑足弓外,足内部的肌肉(被称为内在肌肉)还可以稳定足部的诸多关节,控制足部的一些特殊运动。

1. 抓毛巾

①坐位,脚下平铺干毛巾;②用脚趾用力抓毛巾,抓紧后保持3秒;③随后脚趾放松;④重复抓15~20次为1组,每次做2~3组,每天2~3`次。

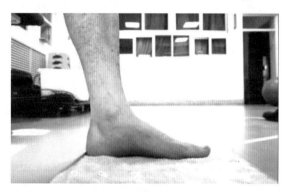

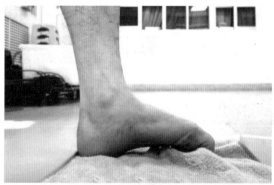

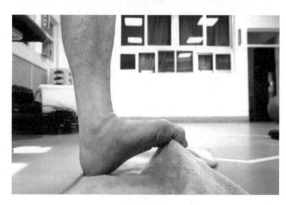

抓毛巾

2. 站立提踵(踮脚练习)

①站立位,儿童双脚分开与肩同宽;②保持双足的前掌和趾尖与地面始终接触;③足跟尽可能高地抬离地面,抬到最高点保持 3 秒;④随后放下足跟,休息;⑤重复该动作 15～20 次为 1 组,每天做 2～3 组。

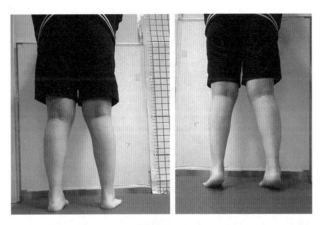

站立提踵

3. 缩足运动

①儿童坐在椅子上,足部放在地面上,先放松整个足部;②随后弯曲整个足部,使足部形成一个类似拱桥的形状,保持 5～10 秒;③随后放松整个足部;④重复该动作 10 次为 1 组,每天 2～3 组。

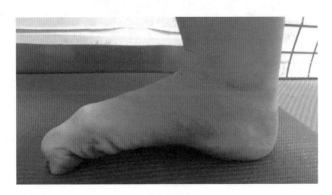

缩足运动

4. 交替足趾收缩

①双足平放在地面上;②将蹈趾翘起,保持其他足趾向下弯曲抓地;③然后做相反动作,抬起其他四个足趾,让蹈趾向下抓地;④重复 10 次为 1 组,每天 2～3 组。

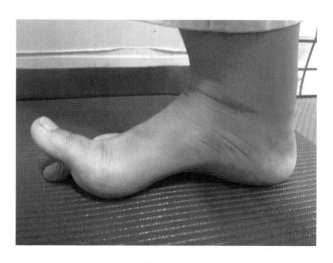

蹈趾翘起

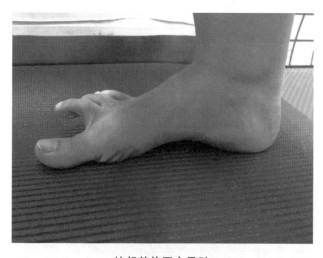

抬起其他四个足趾

5.足弓上提练习

①两足打开与肩同宽;②跆趾贴地的同时将脚内侧拱起,模仿高足弓动作;③下肢外旋,绷紧臀部,保持 5 秒;④足弓上提 20 次为 1 组,每天 2 ~ 3 组。

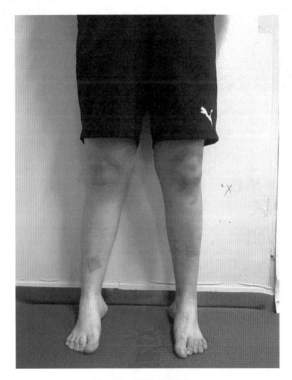

图76　足弓上提练习

6.肌肉拉伸

肌肉拉伸主要针对胫骨后肌进行,具体方法为:①双膝跪在瑜伽垫上;②慢慢身体向后坐在足跟部;③充分感受小腿前侧的拉伸感;④每次拉伸持续 30 秒,每天 2 ~ 3 次。

7.建立良好的本体感觉

帮助儿童建立良好的本体感觉的方法较多,比如光脚踩指压板、走鹅卵石路面、用小刷子轻刷足底或用手指轻轻叩击等,10 次为 1 组,每天可重复 2~3 组。

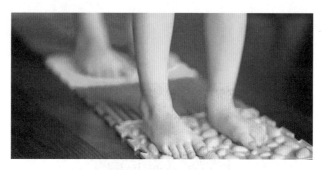

光脚踩指压板

（三）脚踝灵活性训练

1. 被动足部扭转

①家长一只手握住儿童足底的横弓同时向内侧扭转前足;②家长另一只手反方向扭转足跟,犹如拧毛巾一样;③同时两只手向足底中部挤压足部。

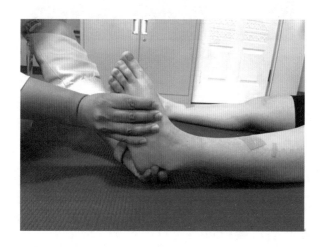

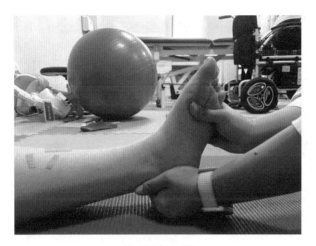

被动足部扭转

2. 主动扭转

①先让儿童的足向外侧旋转;②然后使儿童的前足前旋,用蹬趾根部用力向下压地板,并保持后足内翻;③保持用力 30 秒,然后重复。日常站立可经常练习。

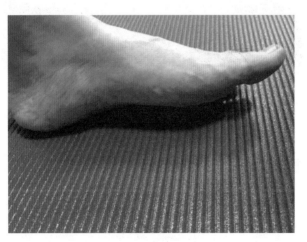

主动扭转步骤一

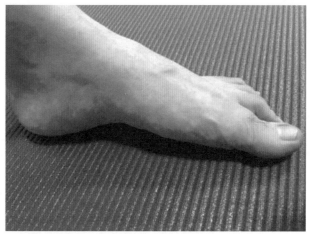

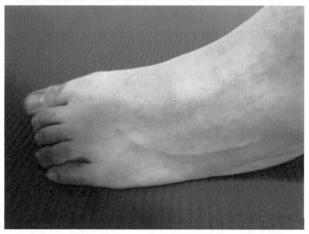

主动扭转步骤二

（四）小腿肌肉紧张及无力姿势纠正训练

①面向墙壁站立,距离墙壁约 10 厘米,双手撑在墙上以保持平衡;②将患侧腿伸直,即膝盖伸直;③健侧腿轻轻向前倾斜,弯曲膝关节,直到感觉到伸直腿的小腿有拉伸感;④保持拉伸 30～60 秒,重复 4 次。

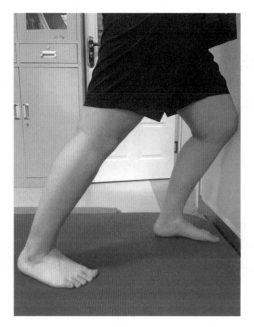

肌肉拉伸

（五）臀部肌力训练

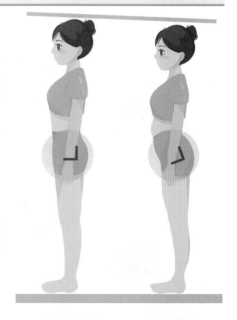

臀部肌力不足会造成骨盆前倾，骨盆前倾姿势是指当骨盆向前倾斜时，会在下背部形成一个大曲线。这种姿势有时与臀部、膝盖和脚踝关节功能的变化有关，长期骨盆前倾给足弓带来更多来自自身体重的压力。

1. 臀桥

①儿童仰卧位，双足打开与髋同宽，小腿和地面垂直；②缓缓抬起双侧臀部；③20 个 1 组，一天 3 组。

骨盆中立位　　　　骨盆前倾

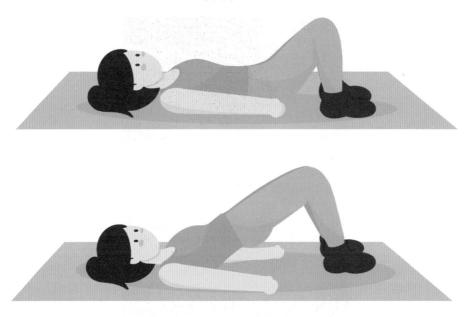

臀桥

2.蚌式开合

①儿童取侧卧位,双膝弯曲,双足并拢;②双膝打开;③20个1组,一天3组。

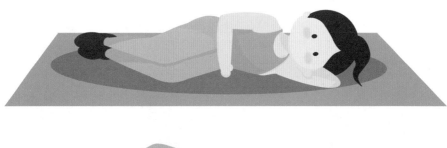

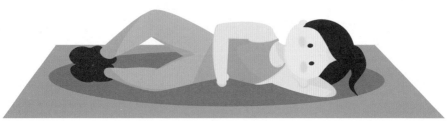

蚌式开合

（六）行走力学训练

步行是训练足部的最佳运动之一。试想一下,如果你每天走8 000步,那就是8 000次加强足弓的机会。行走力学非常复杂,需要改变走路的方式,以防止足过度内旋。

步行的三个简单规则:①保持双足笔直指向前方(或靠近前方);②将重量保持在足的外侧边缘;③迈着有弹性的步伐行走,先足跟触地,其次足外侧,最后是踇趾。

三 物理因子治疗

大多数扁平足儿童在早期几乎没有任何不适症状。少量儿童会由于足弓低平或长时间长距离步行使得足部结构长时间负荷过大,足底的弹性特质被破坏,造成行走受限或关节退变,从而引发慢性疼痛。严重者导致足部发育畸形、足部行走功能受限以及穿鞋受限。

病程长的严重扁平足也可引发肌腱、关节的病变,出现肌腱炎、跟腱挛缩、距下关节炎、踝关节炎等足部的关节炎和关节退变,这些都是不可逆的损伤,治疗难度大。当然,这种情况仅发生在极少数足部结构发育异常的儿童群体中。

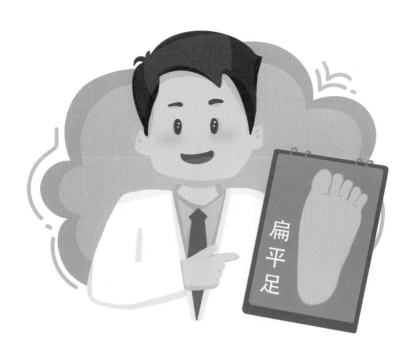

扁平足

有扁平足疼痛困扰的很多青少年不能参加体育运动,甚至有些日常活动受限严重,更严重者行走300米左右就可引发关节疼痛和软组织损伤。

扁平足早期,大部分疼痛症状会在休息后得到有效缓解,随着病情的发展,患者逐渐出现足弓塌陷。症状进一步发展会导致足部骨骼出现病理变化,诱发跟骨和外踝撞击产生剧烈疼痛,引起跛行,严重时患者不能穿鞋子,丧失行走能力。

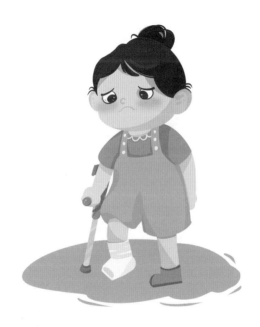

针对扁平足造成的疼痛,临床上常用非甾体抗炎药治疗。它是一类不含糖皮质激素而具有抗炎、解热、镇痛作用的药物。因其不具备成瘾性和依赖性,成为临床用药的首选,但长期服用会造成肾功能损害以及胃肠道反应,包括腹部隐痛、恶心、呕吐等,体质弱的儿童还会出现胃和十二指肠溃疡、出血甚至穿孔。因儿童肝肾功能发育还未成熟,胃肠道系统较成人脆弱,因此在该类药物的应用上应极其谨慎。

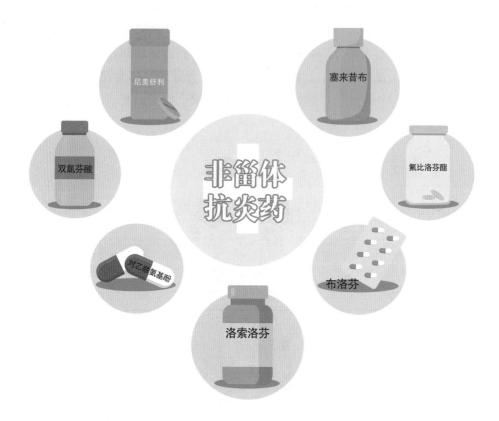

（一）定义

通过应用天然或者人工物理因子（声波、光、电流、热传导、磁场等）作用于人体，对神经、体液、内分泌等系统进行生理调节的治疗方法被称为物理因子治疗，即理疗。该类治疗由于没有药物的毒理作用，副作用极小、见效快，因此作为一种安全绿色的治疗方式，目前越来越多地被应用于儿童扁平足的疼痛治疗中。

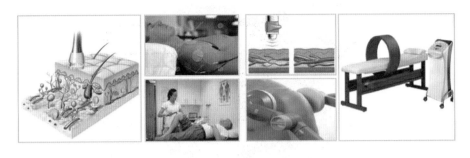

光疗　　　电疗　　　超声波治疗　　　冲击波治疗　　　磁疗

物理因子治疗的分类

（二）作用

物理因子治疗的主要作用包括消炎、镇痛、抗菌、镇静与催眠、兴奋神经-肌肉、缓解痉挛、松解粘连、加速愈合、促进组织修复。接下来我们会对各种物理因子治疗进行一一解释，方便大家认识和了解。

1. 光疗

利用光线的辐射能进行治疗的物理因子治疗方式称为光疗。常见的包括红外线疗法、紫外线疗法及激光疗法。

（1）红外线疗法　红外线波长长，光量子能量低，只能引起分子振动，因此红外线具备优良的热效应。由于红外线波长长，易于被皮肤表面吸收，可使皮温升高，有效改善局部血液循环，促进肿胀消退；同时热效应可以降低肌肉和神经的兴奋性，具有缓解痉挛的作用，能够很好地缓解足部和小腿的酸胀、疲劳感。

需要注意的是，急性损伤 24 ~ 48 小时内不建议接受红外线治疗，因为在损伤急性期，大量的热会导致局部血管扩张，使肿胀进一步加重，恶化病情。

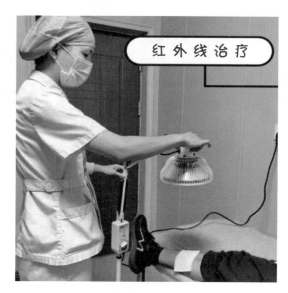

红外线治疗

（2）紫外线疗法　紫外线的波长较短,热量低,光量子能量高,有明显的光化学效应。高能量光量子可有效地激活免疫细胞和纤维细胞活性,促进伤口愈合和加速组织细胞分裂再生;同时光化学作用可使细菌和病毒的蛋白质及遗传物质的生物化学特性发生改变,具有对细菌和病毒的抑制和杀灭作用。因此,足部有开放性伤口合并细菌感染时,紫外线能有效促进创面愈合,消炎杀菌。

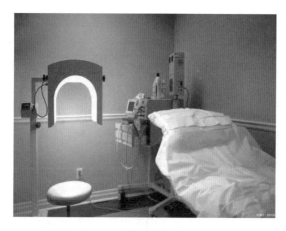

紫外线

（3）激光疗法　激光疗法是利用激光的特殊性能治疗疾病的一种方法。激光可对人体产生特定的生物效应,照射生物组织时可产生光效应、热效应、压力效应和电磁场效应。该疗法具有消炎、镇痛、脱敏、止痒、消肿、促进肉芽生长,以及加速伤口、溃疡、烧伤愈合等作用。当足部出现长期得不到缓解的慢性疼痛或存在久久不能愈合的创面时,激光治疗不失为一个有效的治疗手段。

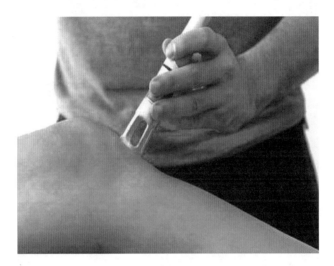

激光疗法

2. 电疗

电疗是指应用电流或电磁场治疗疾病的方法。

常见的有直流电疗法、低频电疗法、中频电疗法、高频电疗法。由于儿童处于生长发育期,不建议做高频电疗法治疗,故不对高频电疗法做介绍。

（1）直流电疗法　应用电压50～100伏、方向恒定不变的电流治疗疾病的方法称为直流电疗法。阴极下神经兴奋性增高,阳极下兴奋性降低,具有调节神经系统的功能,能够促进血液循环,改善营养和代谢过程,加速组织修复和再生。

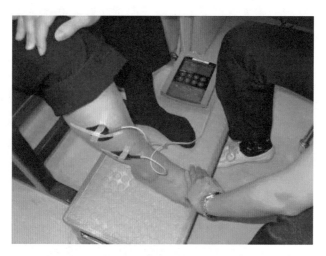

直流电疗法

（2）低频电疗法　应用频率1 000赫兹以下的低频脉冲电流治疗疾病的方法称为低频电疗法。低频电疗法具有止痛和促进血液循环作用，也能兴奋神经和肌肉，对筋膜炎、组织粘连、肌力下降、神经炎症有很好的治疗效果。

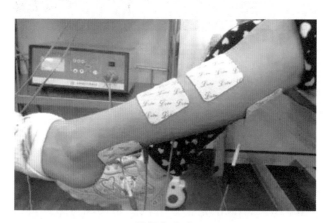

低频电疗法

（3）中频电疗法　应用频率1 000赫兹～100 000赫兹的电流治疗疾病的方法称为中频电疗法。中频电疗法具有即时的镇痛作用，可以促进局部血液和淋巴液回流，有效改善肢体水肿，急性损伤适用。它也能起到兴奋神经肌肉和松解组织粘连的治疗效果。

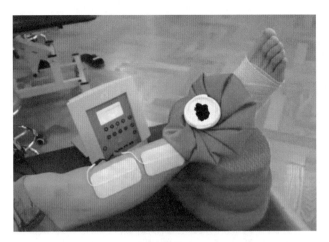

中频电疗法

3. 超声波疗法

超声波是指频率在 20 000 赫兹以上,不能引起正常人听觉反应的机械振动波。将超声波作用于人体以达到治疗目的的方法称为超声波疗法。现在理疗中常用的频率一般为 800 000 赫兹～1 000 000 赫兹。超声波主要是通过机械效应、温热效应和理化效应,起到消除水肿、降低神经兴奋性的作用。

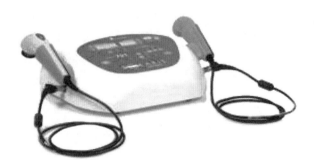

超声波仪器

（1）机械效应　超声波振动可引起组织细胞内物质运动,可以改变细胞膜的通透性,促进新陈代谢,加速血液和淋巴循环,改善细胞缺血、缺氧状态,改善组织营养,提高蛋白合成率,提高再生功能等。

（2）温热效应　人体组织对超声波能量有比较大的吸收能力,其能量可被组织吸收而变成热量,即内生热。超声波温热效应可增加血液循环,加速代谢,改善局部组织营养,增强酶活力。

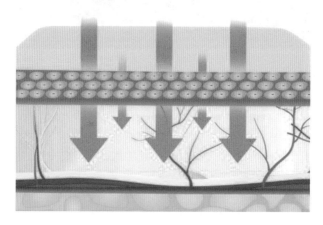

温热效应

（3）理化效应　超声波的机械效应和温热效应均可促发若干物理、化学变化。

1）弥散作用:超声波可以提高生物膜的通透性,对钾、钙离子的通透性发生较强的改变,促进物质交换,改善组织营养。

2）软化作用:超声波可对肌肉、肌腱起到软化作用,能有效改善组织粘连及挛缩。常用于类风湿关节炎病变和关节、肌腱、韧带的退行性病变的治疗。

3）空化作用:超声波可使细胞内产生"小气泡",引发细胞功能改变,使细胞内钙离子水平增加,胞内蛋白合成增加,从而提高细胞和组织的修复及再生功能。

4）消炎:超声波可使治疗区域组织的 pH(酸碱度)向碱性方面发展,能有效缓解炎症所伴有的局部酸中毒。可激活和增强机体白细胞的免疫活性,加快对受损组织细胞的清理、修复过程。

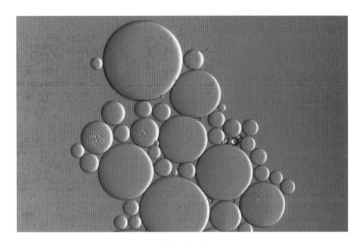

空化作用

4. 冲击波疗法

冲击波是利用冲击高压产生的声波能量,再由反射器反射后集中生成高能量的超高能机械波。

冲击波的能量是超声波的 1 000 倍左右,通过对人体造成物理冲击,刺激生长激素释放,刺激微血管再生,达到组织再生以及修复的功能。冲击波也具有止痛与组织修复功能,对肌腱筋膜病变的慢性疼痛及骨折未愈合有极佳的疗效。

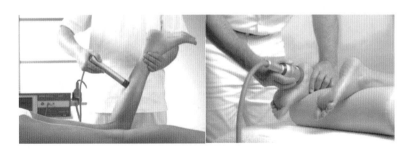

冲击波疗法

冲击波的治疗效应主要发生在肌腱汇集处或密度稍高的软组织上,如骨软组织连接处。冲击波能增加细胞膜的免疫应答活性,刺激细胞分裂及细胞因子产生,促进肌腱与肌肉血管再生,加速血液循环,改善微循环和提高新陈代谢率。

因此,针对儿童扁平足疼痛的不同表现和各种伤害情况,我们选择合适的理疗方法会起到事半功倍的效果。尤其对于生长发育期的儿童而言,物理因子治疗仍是解决其疼痛的最佳治疗策略。

四 生物力学矫正器治疗

儿童扁平足的危害性较大,会改变儿童的行走姿势,鞋底外侧和鞋跟内侧容易磨损,足跟容易受伤。针对扁平足儿童,使用生物力学矫正器是一种直接的治疗方式。矫正器的主要作用为支撑足弓,促进足底均匀受力,有效地支撑人体体重,减少儿童行走时的冲击力给足部带来的伤害,并纠正扁平足。生物力学矫正器主要包括矫形鞋、矫形鞋垫和踝足矫形器等。

(一)矫形鞋

矫形鞋能维持扁平足的矫正。矫形鞋需要配有缓冲鞋垫、跖骨垫或摇杆底部,以缓解足部在蹬地时的疼痛。同时鞋子必须有足够的深度和宽度,以适应足和踝足矫形器。

(二)矫形鞋垫

矫形鞋垫起支撑足弓、改善足部受力、放松足底肌肉和筋膜张力的作用,在扁平足保守治疗中应用广泛。长期穿戴矫形鞋垫也可以改善儿童的足部的结构,降低足底承受的最大压力。除此之外,矫形鞋垫还可以有效地改善扁平足儿童的步态。但是,应用矫形鞋垫矫治扁平足短期效果可能不太理想。

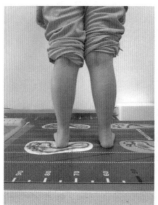 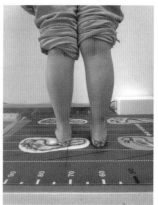

穿戴矫形鞋垫前　　　　　　穿戴矫形鞋垫后

　　矫形鞋垫可以分为刚性、半刚性及软性鞋垫。刚性鞋垫能提供最牢固的足弓支撑,相比其他鞋垫有更强的支撑能力,适合希望具有更高支撑水平的人;半刚性的可以提高足部的动态平衡;软性鞋垫可以减震,降低足底局部的最大受力。

　　除此之外,矫形鞋垫还可以分为半成品、成品的矫形鞋垫以及个性化定制的矫形鞋垫。相比之前,定制矫形鞋垫需要对儿童的足部的结构和功能进行精准评估,对矫形鞋垫进行个性化定制,因此定制的矫形鞋垫效果最佳,最能满足不同人群的个性化需求,但是价格最高。

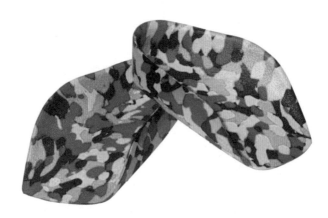

半成品矫形鞋垫

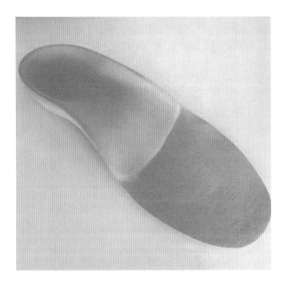

手工制作的个性化矫形鞋垫

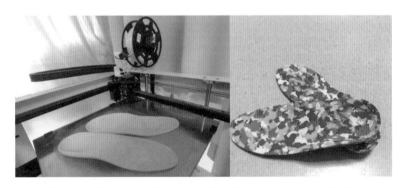

个性化矫形鞋垫（左图为 3D 打印的鞋垫，右图为 3D 雕刻的鞋垫）

（三）踝足矫形器

对于僵硬性扁平足，可以采用踝足矫形器。相对于矫形鞋垫，踝足矫形器可以在踝关节上部提供更高水平的控制。

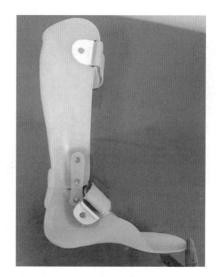

踝足矫形器

（李　竞　李泳聪）

五　生活习惯

孩子足弓的发育与其日常的生活方式以及生活习惯有着紧密的联系。那么,日常生活中我们该怎样保护孩子的足弓,让其有一个合理的身体力线根基呢? 各位家长不妨试试从以下几方面着手。

(一) 尽量让儿童赤脚

很多儿童的双脚从出生开始就被家人过度保护,比如24小时穿袜子、过早穿鞋子等。研究表明,学龄前儿童扁平足的发生率在赤脚孩子中最低,在穿露脚趾鞋的孩子中较为少见,在穿不露脚趾的孩子中最为常见。这主要是因为孩子的双脚保护得越好,与外界的接触越少,脚部接收到的各种压力刺激以及感觉刺激就少,就会让脚部末梢神经的敏感性降低,从而影响脚部肌肉韧带的生长发育。因此,对于婴儿来说,对双脚最好的保护方式就是赤脚,家人不要过早给其穿戴鞋袜以及过长时间地穿戴鞋袜,这些行为都会让儿童脚部错失正常发育的机会,影响儿童足弓的发育,甚至诱发扁平足。

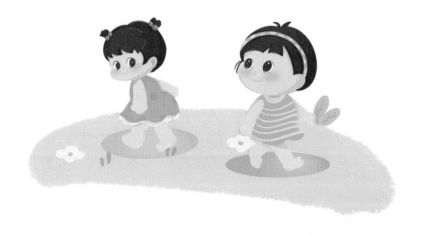

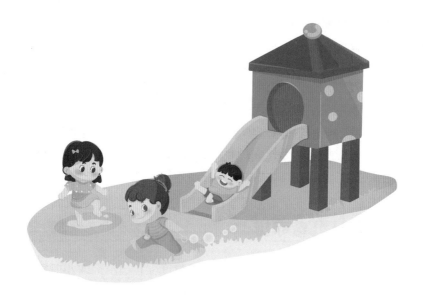

（二）帮儿童控制体重

目前,肥胖和超重已经成为全球性的公共健康问题。在全世界,儿童扁平足的发生率迅速上升。由于儿童的骨骼结构还不成熟,肥胖会影响下肢肌肉骨骼系统的发育,过重的身体负荷也会对儿童的脚部发育产生负面影响。

研究表明,肥胖和超重与足弓降低、足底压力增加和行走过程中的足内旋都有很大关系。超重会导致肌肉骨骼系统内产生各种病理变化,比如脚部结构本身的改变、步态的改变以及脚底负荷的改变。所以,在孩子生长发育的过程中,家长不要一味地给孩子补给营养,过度补给营养会造成营养过剩引起肥胖。同时要注意安排好孩子的饮食和运动,双管齐下,培养孩子健康的生活方式,防止肥胖和超重对孩子脚部的生长发育造成不良影响。

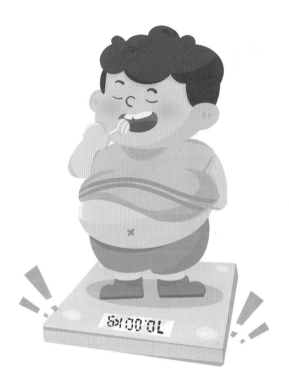

（三）预防运动损伤

　　预防肥胖的一个非常好的途径就是增加身体活动度。经常参与体育运动,不仅可以增加身体热量消耗,还可以使孩子的足底肌肉和韧带得到适当锻炼,使得足踝能够行使正常的功能。有研究表明儿童通过体育锻炼可以促进骨骼发育,使构成足弓的骨结构处于正常状态。

　　但是,值得注意的是,八九岁的孩子正处于发育初期,骨骼强度不够、韧带弹性不足、肌肉力量不足,从而导致足弓发育不成熟,不能有效起到减小冲击的作用,所以在运动方式的选择上要特别注意预防运动损伤,尽量不要让孩子做从高处往下跳的动作,以减少损伤脚部骨骼、韧带的风险。可以让孩子在做原地起跳,或者在选择做一些跳落动作的时候注意控制跳落的高度大概在30厘米以内,这样既可以刺激孩子的骨骼成长,又可以避免使孩子的踝关节周围骨骼、韧带受伤,更好地保护孩子的双脚。

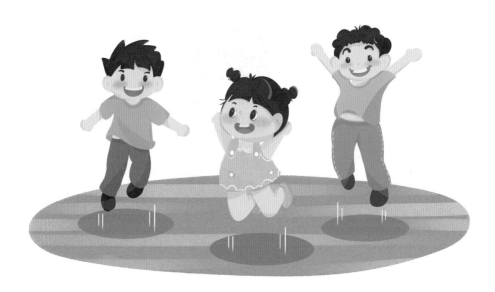

（四）选择合适的鞋子

　　大家都知道,鞋子对双脚的保护有着至关重要的作用,鞋子是保障孩子脚部健康的重要组成部分,也是治疗孩子脚部问题的重要组成部分。鞋子对双脚发育的影响主要表现在足弓的发育以及足弓的形态上,所以,鞋子的适当选择不容忽视。

　　随着孩子的生长发育,孩子的运动能力不断发展,对环境探索范围也在增加,足弓的发育会贯穿其中,对舒适鞋子的需求也越来越多。鞋子的选择不当,可能会影响孩子脚部的结构发育和功能,并影响脚部的长期健康。所以,给孩子所选择的鞋子的尺寸、形状很重要,鞋子的选择一定要从孩子脚形的特点、运动项目的特征综合考虑。那什么样的鞋子适合孩子,如何给孩子挑选适合的鞋子呢? 可以从以下两方面考虑。

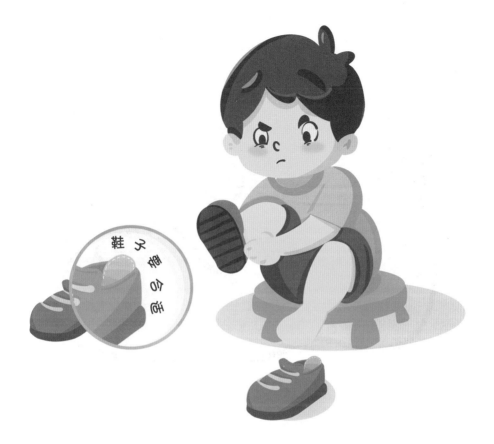

1. 挑选合适长度的鞋子

儿童脚部的生长速度比较快,挑选时一定要选择适合儿童脚长的鞋子。买鞋前,家长要量好儿童的脚长和脚宽,做到心中有数。儿童穿上鞋后,鞋子前面必须有空间,让儿童的脚趾自由活动,要确保脚尖和鞋头有一指的空间距离。

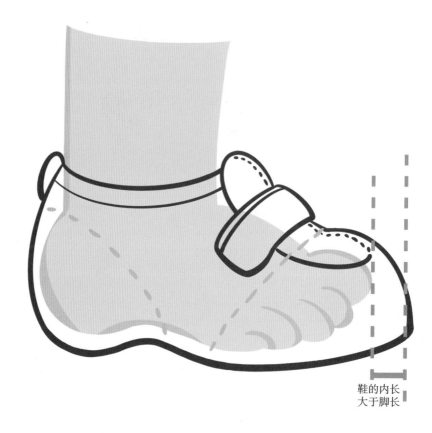

鞋的内长
大于脚长

2. 选择有减震装置的鞋子

鞋子的减震装置可以有效减少儿童受蹦跳动作产生的地面反作用力的冲击,从而减少对儿童骨骼及内脏器官的影响。如果鞋子没有减震作用,在行走以及运动的过程中,地面的冲击力会增加损伤概率;反之,如果减震能力太强,又会在下肢落地时出现失稳的现象,增大踝关节扭伤的概率,还会影响神经肌肉系统信息的传递速度及强弱,加大损伤概率。

少儿时期的儿童比较好动,穿着微软底、硬帮、透气性良好的运动鞋最为适宜,其他鞋为辅,因为微软底的鞋子可以随着脚部的运动而适度弯曲,可以对脚起到较好的保护作用。有一个简单的挑选方法,就是在买鞋子时尽量要买鞋底用两个手指就可以弯折的鞋子,但是后跟周围的部分要不易弯曲,这样的鞋子一般软度适中,后跟也有支撑。

（五）矫正走路姿势

1. 异常走路姿势

对于儿童尤其要注意走路的姿势正确与否。如果儿童走路的姿势不对,对双脚及足弓发育有直接影响,还可能会影响儿童脊椎的正常发育,甚至会影响儿童的身高。常见的异常走路姿势有两种。

(1)走路不稳　在刚开始学习走路的时候,大多数幼儿都难免会站不稳,一个没留神可能就跌倒了。这是因为小朋友的肌肉还不是很结实,身体的平衡性还没有得到很好的发展。一般情况下,幼儿自开始行走后需要3～6个月的时间,才能很好地控制走路的姿势和脚的步态。但是如果过了6个月,还是走路不稳跌跌撞撞,跌倒的情况还是没有得到改善,家长就应该多加关注,这可能是小朋友的运动功能发育不好或跟腱短缩造成的。建议带孩子去小儿外科或骨科进行专科检查,尽早接受治疗矫正。

(2)走路摇摆　如果发现小朋友走路一摇一摆,就需要家长提高警惕,孩子有可能是扁平足。有扁平足的小朋友不仅步态异常,日常站立以及运动能力都会受到影响。一般这种儿童总是喜欢拖着腿往前走,也不会走太远的距离和站立很久,从而导致小朋友的身体活动度受到影响,户外活动时间减少,运动量有所减少,影响小朋友的生长发育。

2. 正确走路姿势

日常生活中要教会儿童正确的走路姿势。

(1)抬头挺胸　正确的走路姿势最基本的要求是身体一定要挺直,抬头挺胸,不要弯腰低头;身体重心可以适当向前。要注意两眼平视前方,下巴微微前伸,两肩向后舒展,收起小腹,在保持脊柱延展伸直的状态下走路,可以保持颈椎、腰椎及骶椎正常的曲度,从而预防颈椎曲度变直和含胸驼背。

(2)摆动双臂　走路时,双臂可伴随身体自然摆动。学会摆臂也是非常重要的一环,需要身体的协调,手臂与双腿自然配合,左脚向前迈出时,右手向前摆;同理,右脚向前迈出时,左手向前摆。

（3）步伐均匀　行走时，切记一定让脚跟先着地，身体重心先落在脚跟上，接着将身体重心由脚跟通过脚掌向脚尖方向"滚"，最后到达脚尖，形成一个循环。迈的步子大小要适当，步幅根据身高、下肢长度等因素因人而异，做到舒适即可。

（4）保护膝盖　走路时尤其要注意保护膝盖，不要绷紧膝关节，每一步都需要运用大腿的力量，让大腿带动小腿，轻抬膝盖，尽量在让膝盖不受力的情况下行走。

（5）脚尖朝前　脚尖朝向正前方，脚尖方向与膝关节方向尽量一致，走起路来脚尖也要保持自然向前，注意不要走成"内八字"步态或"外八字"步态。

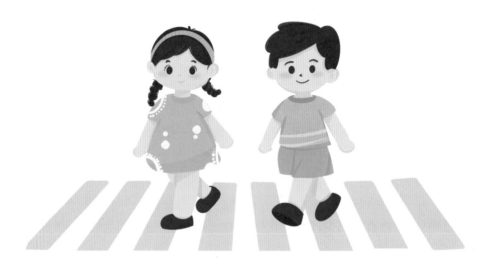

总而言之，预防大于治疗。要想拥有一双健康有力的足弓，需要让孩子在成长发育过程中建立科学健康的生活习惯，形成正确合理的运动方式，更需要家长的不断关注和日常教导。希望每一个小朋友都能拥有健康的足弓，让他走得更远，走得更轻松。

（南孟村）

六 营养

营养不均衡也会导致扁平足的发生。

一方面,肥胖会增加扁平足的发生概率。研究发现,肥胖儿童扁平足的检出率明显高于正常体重儿童,正常体重儿童扁平足发生率为48%,而肥胖儿童扁平足发生率高达75%,初步推断肥胖与扁平足之间存在一定相关性。儿童刚开始学习走路时,用于支撑的足底肌肉与肌腱的力量相对比较薄弱,体重快速增加可能导致足底的肌肉受压,足弓因为不能承重而下降或塌陷,最终引起扁平足。除此之外,足底的脂肪组织增多导致儿童足弓的张弛度减少。

另一方面,若缺乏足够的营养,足部的关节会逐渐松弛,足底筋膜、韧带,胫骨后肌肌腱等会逐渐出现过度拉伸或无力,导致足底部缺乏较好的支撑,并引起足底筋膜和相关的韧带破裂,最终造成足弓的进一步塌陷和消失。

儿童青少年时期是学习健康营养知识、养成健康习惯、提高健康营养素养的关键时期,家长应引导儿童认识食物及食物在维护健康、预防疾病中的作用,合理选择食物。家长可根据儿童平衡膳食模式合理搭配食物,做到三餐合理搭配,均衡营养。培养儿童不挑食偏食,不暴饮暴食,规律进餐,足量饮水,拒绝含糖类饮料,合理选择零食,减少在外就餐等良好的饮食习惯。儿童与少年的食物营养搭配可以参照中国居民膳食指南。

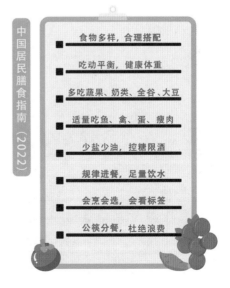

中国居民膳食指南（2022）

- 食物多样,合理搭配
- 吃动平衡,健康体重
- 多吃蔬果、奶类、全谷、大豆
- 适量吃鱼、禽、蛋、瘦肉
- 少盐少油,控糖限酒
- 规律进餐,足量饮水
- 会烹会选,会看标签
- 公筷分餐,杜绝浪费

中国居民膳食指南

中国居民平衡膳食餐盘

水果类

谷薯类

蔬菜类

鱼肉蛋豆类

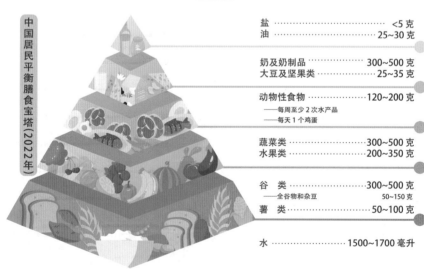

中国居民平衡膳食宝塔（2022年）

盐	<5 克
油	25~30 克
奶及奶制品	300~500 克
大豆及坚果类	25~35 克
动物性食物	120~200 克
——每周至少 2 次水产品	
——每天 1 个鸡蛋	
蔬菜类	300~500 克
水果类	200~350 克
谷 类	300~500 克
——全谷物和杂豆	50~150 克
薯 类	50~100 克
水	1500~1700 毫升

（江 泽 李 竞）

七 手术治疗

手术治疗主要是针对有症状表现（如疼痛、活动受限）的扁平足儿童。当对有症状表现的扁平足儿童进行保守治疗无效后，可以采取手术治疗的方法。手术治疗的主要目的是缓解疼痛、改善功能、纠正畸形。手术治疗主要包括软组织手术、骨性手术和软组织与骨性联合手术。

（一）软组织手术

扁平足的软组织手术治疗主要包括胫后肌腱止点重建、腓肠肌腱膜松解、趾长屈肌腱转位、拇长屈肌腱转移、腓骨长肌腱转移。

（二）骨性手术

儿童扁平足的骨性手术治疗主要包括跟骨内移截骨，外侧柱延长，内侧柱稳定，足副舟骨切除术，距舟、跗横、距下关节选择性融合，三关节融合术，距下关节制动器植入等。

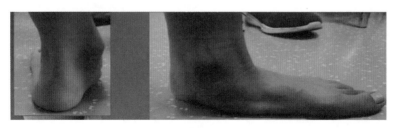

足副舟骨切除术前

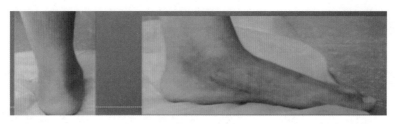

足副舟骨切除术后

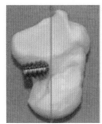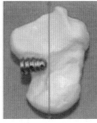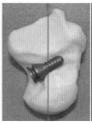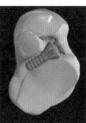

制动器植入

（李泳聪）

参考文献

[1] 郭源,闫桂森. 先天性马蹄内翻足治疗:历史、现状与未来[J]. 临床小儿外科杂志,2016,15(6):521-524,528.

[2] ROME K, ASHFORD R L, EVANS A. Non-surgical interventions for paediatric pes planus [J]. Cochrane Database Syst Rev, 2010 (7):Cd006311.

[3] 聂宇,徐海林,周纳新. 双固定锚钉内固定融合术治疗成人Ⅱ型足副舟骨临床观察[J]. 中华骨与关节外科杂志,2018,11(8):578-580,587.

[4] JEGAL H, PARK Y U, KIM J S, et al. Accessory navicular syndrome in athlete vs general population[J]. Foot Ankle Int,2016,37(8):862-867.

[5] 谢兴,郭秦炜,焦晨,等. 足副舟骨损伤的临床病理研究[J]. 中国运动医学杂志,2015,34(1):10-14.

[6] 张存,俞光荣. 痛性足副舟骨诊断和治疗进展[J]. 国际骨科学杂志, 2011,32(6):360-363.

[7] 汤运启,邹灵秋,李毅,等. 儿童足型分类方法的系统综述[J]. 中国组织工程研究,2022,26(12):1963-1968.

[8] CHO Y, PARK J W, NAM K. The relationship between foot posture index and resting calcaneal stance position in elementary school students[J]. Gait Posture,2019,74:142-147.

[9] DREFUS L C,KEDEM P,MANGAN S M,et al. Reliability of the arch height index as a measure of foot structure in children[J]. Pediatr Phys Ther,2017, 29(1):83-88.

[10] BURRA G, KATCHIS S D. Rheumatoid arthritis of the forefoot [J]. Rheumatic Diseases Clinics of North America,1998,24(1):173.

[11] NOLL K H. The use of orthotic devices in adult acquired flatfoot deformity

[J]. Foot and Ankle Clinics of North America,2001,6(1):25-36.

[12]胡晓梅,唐文静,马璐钰,等.扁平足及矫形鞋垫影响其足底压力的研究进展[J].按摩与康复医学,2020,11(22):33-34,38.

[13]KIDO M,IKOMA K,HARA Y,et al. Effect of therapeutic insoles on the medial longitudinal arch in patients with flatfoot deformity:a three-dimensional loading computed tomography study[J]. Clinical biomechanics (Bristol,Avon),2014,29(10):1095-1098.

[14]NURSE M A,NIGG B M. Quantifying a relationship between tactile and vibration sensitivity of the human foot with plantar pressure distributions during gait[J]. Clinical Biomechanics,1999,14(9):667-672.

[15]SU S,MO Z,GUO J,et al. The effect of arch height and material hardness of personalized insole on correction and tissues of flatfoot[J]. Journal of Healthcare Engineering,2017,2017:1-9.

[16]钟雨婷,吕婧仪,陈天午,等.上海市学龄儿童足弓指数及扁平足的流行病学研究[J].中国学校卫生,2020,41(9):1358-1361,1364.

[17]CHANG J H,WANG S H,KUO C L,et al. Prevalence of flexible flatfoot in Taiwanese school-aged children in relation to obesity,gender,and age[J]. Eur J Pediatr,2010,169(4):447-452.

[18]JANKOWICZ-SZYMANSKA A,POCIECHA M,MIKOLAJCZYK E,et al. The nutritional status and the height of the arch of the foot in preschool children[J]. Minerva Pediatr,2015,67(4):311-319.

[19]韩艳坤,霍洪峰.扁平足患者足型及步态特征研究[J].中国康复医学杂志,2020,35(4):434-439.